RENGONG SHENGWU HUOXINGGU DE
RP ZHIBEI FANGFA JI XINGNENG YANJIU

人工生物活性骨的 RP制备方法及性能研究

陈中中　蒋志强　著

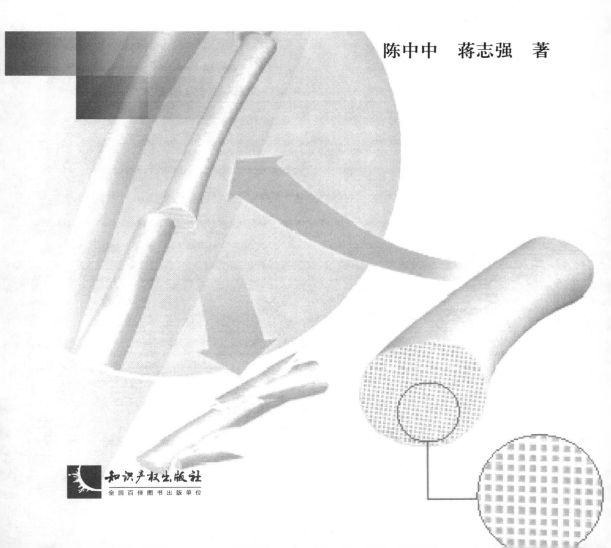

知识产权出版社
全国百佳图书出版单位

内容提要

　　骨骼是人体唯一的支撑结构，其病变和损伤严重影响患者的健康和生活质量，许多骨创伤需要进行骨移植手术才能有效修复。近年来，随着材料科学的发展，已形成了生命科学与材料科学相互交叉的学科新分支——生物医学材料学。其中，人工生物活性骨作为一种新型硬组织修复与重建的医学材料，具有较好的综合性能和应用空间，而对其的研究工作也已成为生物医疗工程的一个新的学术研究热点。

　　本书向读者介绍了快速成型在制造人工骨方面的技术优势及基于该技术制备生物活性骨的工艺流程，尤其针对其内部微孔结构的可控制备过程这一重点环节作了详细的阐述。这种新型的人工骨支架结构设计和制作方法，能有效解决传统工艺中无法实现空间复杂孔道制作的技术难点。此外，本书对于所制备的人工骨的各项性能作了深入讨论和分析，如通过动物实验、降解实验、材料性能实验等手段，让读者了解植入骨的综合性能，同时让读者领略到采用现代制造技术和生命科学手段来进行骨骼外形及内部微孔结构一体化制造的技术风采。

　　本书可供从事先进制造技术领域、医学工程领域研究的科研与工程技术人员参阅。

责任编辑：宋　云　　　　责任出版：刘译文

图书在版编目（CIP）数据

　　人工生物活性骨的 RP 制备方法及性能研究/陈中中，蒋志强著. —北京：知识产权出版社，2013.6
　　ISBN　978-7-5130-2074-9

　　Ⅰ. ①人…　Ⅱ. ①陈…　②蒋…　Ⅲ. ①生物材料—生物活性—人工骨—快速成型技术—研究　Ⅳ. ①R318.17

　　中国版本图书馆 CIP 数据核字（2013）第 107882 号

人工生物活性骨的 RP 制备方法及性能研究

陈中中　蒋志强　著

出版发行：知识产权出版社

社　　址：北京市海淀区马甸南村 1 号	邮　　编：100088
网　　址：http://www.ipph.cn	邮　　箱：bjb@cnipr.com
发行电话：010-82000893　82000860 转 8101	传　　真：010-82000860 转 8240
责编电话：010-82000860-8388	责编邮箱：hnsongyun@163.com
印　　刷：北京中献拓方科技发展有限公司	经　　销：新华书店及相关销售网点
开　　本：787mm×1092mm　1/16	印　　张：15.75
版　　次：2013 年 10 月第 1 版	印　　次：2013 年 10 月第 1 次印刷
字　　数：250 千字	定　　价：49.00 元

ISBN　978-7-5130-2074-9

前　言

科学研究永无止境。近年来，学科交叉融合加快，新兴学科不断涌现。科学和技术的融合成为当今科技发展的重要特征，学科间的边界变得更加模糊，许多重大创新更多地出现在学科交叉领域。其中，先进制造工程技术正向生命科学渗透，已交叉融合出一个新的发展方向——医学工程化制造领域。同时，这两个学科之间、科学与技术之间相互融合、相互转化、相互渗透的速度不断加快，并正在形成一个统一的协同发展的科学技术体系。

快速成型技术是 20 世纪 80 年代发展起来的一项全新的制造技术，它可以与生物材料、生物工程相结合，通过各种先进的加工工艺来制备组织生物支架，同时借助组织工程的细胞培养技术，能够组装并完成多种人体器官、组织的仿生产品，能够为人体器官的修复和康复医学提供很好的技术手段。快速成型独特的技术优势在生命科学领域中能够发挥重要作用，特别是在骨科、口腔科、整形外科等医用领域，相关研究及报道不断增多，并已成为了一个研究热点。为给从事医学和工程学研究的科研技术人员能更多了解快速成型在生物医学工程中的应用与发展状况，特编写此书，以期扩大读者视野，有利于进一步开展研究工作。

本书共分八章，涉及快速成型（RP）技术原理、RP 技术在口腔颌面外科、人工膝关节体和仿生结构人工骨中的临床案例等。本书所反映的科研成果和学科前沿，可供工程、先进制造技术、临床医学等研究领域的工程技术人员阅读。同时也希望为从事相关研究的医学、理工科学者及研究生的知识面拓宽和思路的开阔有所裨益。

本书得到国家自然科学基金（51105344、51275485），河南省创新型科技团队、河南省科技创新杰出人才计划（134200510024），河南省高校科技创新团队支持计划（2012IRTSTHN014），郑州市创新型科技人才队伍建设工程资助计划（112PCXTD350），郑州航院科研创新团队（2011TD05），航空科学基金（2012ZD55009），河南省基础与前沿技术研究计划（092300410162，102300410131），河南省重点科技攻关计划（102102110130，112102210491，122102210423，1321102210323），河南省教育厅自然科学基础研究计划（2011A460013，12A460011），郑州市科技攻关计划（112PPGY248 - 2）等资助。同时还要感谢知识产权出版社给予的大力支持！

　　在本书的撰写过程中，借鉴或引用了一些前人的研究成果和经验，在此对原作者表示由衷的敬意和感谢！因著者水平的局限，难免存在缺点和不足之处，敬请广大读者不吝赐教。

著　者

目　录

第一章 绪 论

1.1 快速成型（RP）技术概述

20世纪80年代后期发展起来的快速成型（Rapid Prototyping，RP）技术，被认为是近20年来制造领域的一次重大突破，其对制造行业的影响可与20世纪50~60年代的数控技术相比。RP技术集成了CAD、数控、激光和材料技术等现代科技成果，是先进制造技术的重要组成部分。RP系统综合了机械工程、CAD、数控、激光及材料科学技术，可以自动、直接、快速、精确地将设计思想物化为具有一定功能的原型或直接制造零件，从而可以对产品设计进行快速评价、修改及功能试验，有效地缩短了产品的研发周期。以RP系统为基础发展起来并已成熟的快速模具工装制造（Quick Tooling，QT）技术、快速精铸（Quick Casting，QC）技术、快速金属粉末烧结（Quick Powder Sintering，QPS）技术，则可实现零件的快速成型。

RP技术有别于传统的去除成型（如车、削、刨、磨）、拼合成型（如焊接）或受迫成型（如铸、锻，粉末冶金）等加工方法，而是采用材料累加法制造零件原型，直接将CAD数据在计算机控制下，快速制造出三维实体模型，而无须传统的刀具和夹具。其基本过程是首先对零件的CAD数据进行分层处理，得到零件的二维截面数据，然后根据每一层的截面数据，以特定的成型工艺（挤压成型材料、固化光敏树脂或烧结粉末等）制作出与该层截面形状一致的一层薄片，这样不断重复操作，逐层累加，直至"生长"出整个零件的实体模型。

1.1.1 快速成型（RP）技术的原理

RP技术采用离散/堆积的概念制造零件，通过离散获得堆积的路径、限制和方式，通过堆积将材料叠加起来形成三维实体。离散/堆积成形着眼于从制造的全过程消除专用工具以提高柔性。从CAD模型中

1

获得零件的点、面信息（离散），再把它与成型工艺参数信息相结合，转换成控制成型机工作的数字控制代码，控制材料有规律、精确地叠加起来形成零件。离散/堆积通过离散把三维问题转化为一系列二维平面的数控加工，是一个分解—组合过程。快速成型技术工艺过程示意图如图 1 - 1 所示。

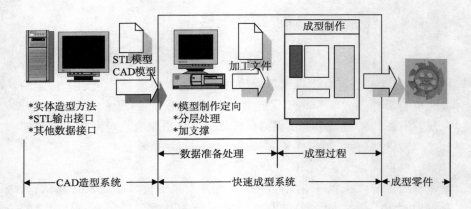

图 1 - 1　快速成型技术工艺过程示意图

由图 1 - 1 可以看出，由 CAD 造型系统输出的 STL 模型或 CAD 模型，经快速成型系统的数据准备处理，生成用于成型制造的加工文件，由成型过程将 CAD 模型转化为物理实体模型。在数据准备处理过程中，完成对 CAD 模型的制作定向、分层处理、加支撑和输出加工文件等功能。

1.1.2　快速成型（RP）技术的分类

快速成型工艺目前商业化的主要方法有立体光固化成型法（Stereo-Lithography，SL）、叠层制造法（Laminated Object Manufacturing，LOM）、激光选区烧结法（Selected Laser Sintering，SLS）、熔化沉积制造法（Fused Deposition Modeling，FDM）、掩模固化法（Solid Ground Curing，SGC）、三维印刷法（Three Dimensional Printing，3DP）、喷粒法（Ballistic Particle Manufacturing，BPM）等。其中，SL 具有误差小、光洁度高的优势，成为市场占有率最高的 RP 技术。

1.1.2.1　立体光固化成型（Stereo-Lithography，SL）

立体光固化成型法亦称为液态制程或立体光刻成型（Stereo-Lithography，SL），是以紫外线光束照射光固化树脂，使被照射树脂固化逐层堆栈，从而制造出产品原型。其基本原理如图1-2所示。

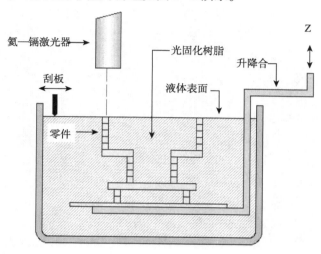

图1-2　SL原理图

具体过程如下：加工从最底部开始，用紫外激光在光敏树脂表面扫描，每次产生零件的一层。在扫描的过程中只有激光的曝光量超过树脂固化所需的阈值能量的地方液态树脂才会发生聚合反应形成固态，因此在扫描过程中，对于不同量的固化深度，要自动调整扫描速度，以使产生的曝光量和固化某一深度所需的曝光量相适应。扫描固化成的第一层黏附在一个平台上，此时平台的位置比树脂表面稍微低一点，每一层固化完毕之后，平台向下移动一个新的高度，然后将树脂涂在前一层上，如此反复，每形成新的一层均黏附到前一层上，直到制作完零件的最后一层（零件的最顶层）。这样零件就制作完毕，升起平台后对零件进行一些后续处理，整个制作过程就完成了。当实体原型完成后，首先将实体取出，并将多余的树脂排净；之后去掉支撑，进行清洗；然后再将实体原型放在紫外激光下整体固化。

因为树脂材料的高黏性，在每层固化之后，液面很难在短时间内迅速流平，这将会影响实体的精度。采用刮板刮切后，所需数量的树脂便会被均匀地涂敷在上一叠层上，这样经过激光固化后可以得到较好的精度，使产品表面更加光滑和平整。采用刮板结构进行辅助涂层的另一个重要优点是可以解决残留体积的问题。最新推出的光固化快速成型系统多采用吸附式涂层结构，吸附式涂层结构在刮板静止时，液态树脂在表面张力作用下，吸附槽中充满树脂。当刮板进行涂刮运动时，吸附槽中的树脂会均匀涂敷到已固化的树脂表面。此外，涂敷结构中的前刃和后刃可以很好地消除树脂表面因为工作台升降等产生的气泡。

（1）立体光固化成型法的工艺特点

在当前应用较多的几种快速成型工艺方法中，由于光固化成型具有制作原型表面质量好，尺寸精度高，原型实物制作迅速，成型材料收缩量小以及能够制造比较精细的结构特征等优点，因而应用最为广泛。

光固化成型的优点：

a. 成型过程自动化程度高。SLA 系统非常稳定，加工开始后，成型过程可以完全自动化，直至原型制作完成。

b. 尺寸精度高。SLA 原型的尺寸精度可以达到 ±0.1mm。

c. 优良的表面质量。虽然在每层树脂固化时侧面及曲面可能出现台阶，但上表面仍可得到玻璃状的效果。

d. 可以制作结构十分复杂、尺寸比较精细的模型。尤其是对于内部结构十分复杂、一般切削刀具难以进入的模型，能轻松地一次成型。

e. 可以直接制作面向熔模精密铸造的具有中空结构的消失模。

f. 制作的原型可以在一定程度上替代塑料件。

光固化成型的缺点：

a. 成型过程中伴随着物理和化学变化，制件较易弯曲，需要支撑，否则会引起制件变形。

b. 液态树脂固化后的性能尚不如常用的工业塑料，一般较脆，易断裂。

c. 设备运转及维护费用较高。由于液态树脂材料和激光器的价格较高，并且为了使光学元件处于理想的工作状态，需要进行定期的调整，对空间环境要求严格，其费用也比较高。

d. 使用的材料种类较少。目前可用的材料主要为感光性的液态树脂材料，并且在大多数情况下，不能进行抗力和热量的测试。

e. 液态树脂有一定的气味和毒性，并且需要避光保存，以防止提前发生聚合反应，选择时有局限性。

f. 在很多情况下，经快速成型系统光固化后的原型树脂并未完全被激光固化，为提高模型的使用性能和尺寸稳定性，通常需要二次固化。

（2）立体光固化成型法成型材料

快速成型材料及设备一直是快速成型技术研究与开发的核心，也是快速成型技术的重要组成部分。快速成型材料直接决定着快速成型技术制作的模型的性能及适用性，而快速成型制造设备可以说是相应的快速成型技术方法以及相关材料等研究成果的集中体现，快速成型设备系统的先进程度标志着快速成型技术发展的水平。

用于光固化快速成型的材料为液态光固化树脂，或称液态光敏树脂。随着光固化成型技术的不断发展，具有独特性能的光固化树脂（如收缩率小甚至无收缩，变形小，不用二次固化，强度高等）也不断地被开发出来。

光固化快速成型材料与一般固化材料比较，具有下列优点：

a. 固化快。可在几秒钟内固化，可应用于要求立刻固化的场合。

b. 不需要加热。这一点对于某些不能耐热的塑料、光学、电子零件来说十分有用。

c. 可配成无溶剂产品。使用溶剂会涉及许多环境问题和审批手续问题，因此每个工业部门都力图减少使用溶剂。

d. 节省能量。各种光源的效率都高于烘箱。

e. 可使用单组分，无配置问题，使用周期长。

f. 可以实现自动化操作及固化，提高生产的自动化程度，从而提高生产效率和经济效益。

用于光固化快速成型的材料为液态光固化树脂，或称液态光敏树脂。光固化树脂材料中主要包括低聚物、反应性稀释剂及光引发剂。根据光引发剂的引发机理，光固化树脂可以分为三类：自由基光固化树脂、阳离子光固化树脂和混杂型光固化树脂。

自由基光固化树脂主要有三类：第一类为环氧树脂丙烯酸酯，该类材料聚合快，原型强度高，但脆性大且易泛黄；第二类为聚酯丙烯酸酯，该类材料流平性和固化性好，性能可调节；第三类材料为聚氨酯丙烯酸酯，该类材料生成的原型柔顺性和耐磨性好，但聚合速度慢。稀释剂包括多官能度单体与单官能度单体两类。此外，常规的添加剂还有阻聚剂、UV 稳定剂、消泡剂、流平剂、光敏剂、天然色素等。其中阻聚剂特别重要，因为它可以保证液态树脂在容器中保持较长的存放时间。

阳离子光固化树脂的主要成分为环氧化合物。用于光固化工艺的阳离子型低聚物和活性稀释剂通常为环氧树脂和乙烯基醚。环氧树脂是最常用的阳离子型低聚物，其优点如下：

a. 固化收缩小，预聚物环氧树脂的固化收缩率为 2% ~ 3% ，而自由基光固化树脂的预聚物丙烯酸酯的固化收缩率为 5% ~ 7% 。

b. 产品精度高。

c. 阳离子聚合物是活性聚合，在光熄灭后可继续引发聚合。

d. 氧气对自由基聚合有阻聚作用，而对阳离子树脂则无影响。

e. 黏度低。

f. 生坯件强度高。

g. 产品可以直接用于注塑模具。

混杂型光固化树脂与自由基光固化树脂和阳离子光固化树脂相比，具有许多优点，目前的趋势是使用混杂型光固化树脂。其优点主要有：

a. 环状聚合物进行阳离子开环聚合时，体积收缩很小，甚至产生膨胀，而自由基体系总有明显的收缩。混杂型体系可以设计成无收缩的聚合物。

b. 当系统中有碱性杂质时，阳离子聚合的诱导期较长，而自由基聚合的诱导期较短，混杂型体系可以提供诱导期短而聚合速度稳定的聚合系统。

c. 在光照消失后阳离子仍可引发聚合，故混杂体系能克服光照消失后自由基迅速失活而使聚合终结的缺点。

根据工艺和原型使用要求，要求光固化成型材料具有黏度低、流平快、固化速度快、固化收缩小、溶胀小、毒性小等性能特点。

热固树脂生产企业美国 Vantico 公司针对 SLA 快速成型工艺提供了SL 系列光固化树脂材料，其中 SL5195 环氧树脂具有较低的黏性，较好的强度、精度，并能得到光滑的表面效果，适合于可视化模型、装配检验模型、功能模型的制造、熔模铸造模型制造以及快速模具的母模制造等。SL5510 材料是一种多用途、精确、尺寸稳定、高产的材料，可以满足多种生产要求，并由 SL5510 制定了原型精度的工业标准，适于在较高湿度条件下应用，如复杂型腔实体的流体研究等。SL7510 制作的原型具有较好的侧面质量，成型效率高，适于熔模铸造、硅橡胶模的母模以及功能模型等。SL7540 制作的原型的性能类似于聚丙烯，具有较高的耐久性，侧壁质量好，可以较好地制作精细结构，较适于功能模型的断裂试验等。SL7560 的性能类似于 ABS 材料。SL5530HT 是一种在高温条件下仍具有较好抗力的特殊材料，使用温度可以超过 200℃，适合于零件的检测、热流体流动可视化、照明器材检测、热熔工具以及飞行器高温成型等方面。SL Y－C9300 可以实现有选择性的区域着色，可生成无菌原型，适用于医学领域以及原型内部可视化的应用场合。

　　表 1－1 给出了 Vantico 公司提供的光固化树脂在各种 3D Systems 公司光固化快速成型系统与原型不同的使用性能和要求情况下的光固化成型材料的选择方案。表 1－2 给出了 SLA5000 系统使用的几种树脂材料的性能指标。

表 1－1　3D Systems 公司光固化快速成型系统的光固化成型材料选择方案

指标 LA 系统	成型效率	成型精度	类聚丙烯	类 ABS	耐高温	颜色
SLA190 SLA250	SL5220	SL5170	SL5240	SL5260	SL5210	SL H－C9100
SLA500	SL7560	SL5410 SL5180	SL5440	SL7560	SL5430	—
Viper si2	SL5510	SL5510	SL7540 SL7545	SL7560 SL7565	SL5530	SL H－C9300
SLA350 SLA3500	SL5510 SL7510	SL5510 SL5190	SL7540 SL7545	SL7560 SL7565	SL5530	SL Y－C8300
SLA5000	SL5510 SL7510	SL5510 SL5195	SL7540 SL7545	SL7560 SL7565	SL5530	SL Y－C8300
SLA7000	SL7510 SL7520	SL7510 SL7520	SL7540 SL7545	SL7560 SL7565	SL5530	SL Y－C8300

注：材料 SL5170、SL5180、SL5190 和 SL5195 不适于高湿度的场合。

表 1-2　SLA5000 系统使用的几种树脂材料的性能指标

指标/型号	SL5195	SL5510	SL5530	SL7510	SL7540	SL7560	SLY-C9300
外特性	透明光亮	透明光亮	透明光亮	透明光亮	透明光亮	白色	透明
密度（g/cm³）	1.16	1.13	1.19	1.17	1.14	1.18	1.12
黏度（cP①）(30°C)	180	180	210	325	279	200	1090
固化深度（mil②）	5.2	4.1	5.4	5.5	6.0	5.2	9.4
临界照射强（mJ/cm²）	13.1	11.4	8.9	10.9	8.7	5.4	8.4
邵氏硬度	83	86	88	87	79	86	75
抗拉强度（MPa）	46.5	77	56~61	44	38~39	42~46	45
拉伸弹性模量（MPa）	2090	3296	2889~3144	2206	1538~1662	2400~2600	1315
抗弯强度	49.3	99	63~87	82	48~52	83~104	—
弯曲弹性模量	1628	3054	2620~3240	2455	1372~1441	2400~2600	—
延伸率（%）	11	5.4	3.8~4.4	13.7	21.2~22.4	6~15	7
冲击韧度（J/m²）	54	27	21	32	38.4~45.9	28~44	—
玻璃化转变温度（℃）	67~82	68	79	63	57	60	52
热膨胀率（×10⁻⁶/℃）	108（T<Tg）189（T>Tg）	84（T<Tg）182（T>Tg）	76（T<Tg）152（T>Tg）	—	181（T<Tg）		
热导率/（W/（m·K））	0.182	0.181	0.173	0.175	0.159	—	—
固化后密度（g/cm³）	1.18	1.23	1.25	—	1.18	1.22	1.18

①cP：厘泊，1 cP = 10⁻³Pa·s；②mil：密耳，1 mil = 2.54×10⁻⁵m。

1.1.2.2 激光选区烧结（Selective Laser Sintering，SLS）

（1）激光选区烧结（SLS）的原理

激光选区烧结是利用红外激光光束所提供热量熔化热塑性材料以形成三维零件，通过一个辊子在制作区域铺上一薄层热塑性材料，然后用激光在粉末表面扫描零件的截面形状，对于非晶体物质，激光扫描到的地方将引起粉体软化，同时整体之间在相互接触点处黏结起来形成一个固体团，这个过程称为熔化或烧结，对于结晶体，激光的热量使得粉体熔化形成液态，通过冷却后便硬化为固体，形成的每一层保留在那一层的粉体中，在所有的层均形成以后整个零件就埋置在粉体中。加工开始时先将一层很薄（$100 \sim 250\mu m$）的热能粉末均匀地铺在工作平台上，辅助加热装置将其加热到熔点以下的温度，在这个均匀的粉末上面，计算机控制激光按照设计零件第一层的信息扫描，激光扫描到的地方粉末烧结形成固体，激光未扫描到的地方仍是粉末，可以作为下一层的支撑并能在成型完成后去掉，上一层制作完毕后成型活塞下降一个层厚，供粉活塞上升，用铺粉辊筒将粉体从供粉活塞移到成型活塞，将粉体铺平后即可扫描下一层，不断重复这个辅粉和选区烧结的过程直到最后一层，一个三维实体便制作完成了（见图 1 - 3）。

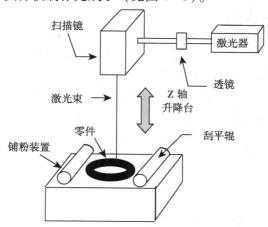

图 1 - 3　SLS 原理图

注：SLS 使用的激光器是 CO_2 激光器，使用的原料有蜡、聚碳酸酯、尼龙、纤细尼龙、合成尼龙、金属以及其他一些粉状物料。

根据所使用的成型材料不同，激光选区烧结具体的烧结工艺也有所不同，可大致分为高分子、金属、陶瓷粉末三种烧结工艺。

①高分子粉末材料烧结工艺。

高分子粉末材料激光烧结快速原型制造工艺过程同样分为前处理、粉层烧结叠加以及后处理过程三个阶段。下面以某一铸件的 SLS 原型在 HRPS－IVB 设备上的制作为例，介绍具体的工艺过程。

a. 前处理。前处理阶段主要完成模型的三维 CAD 造型，并经 STL 数据转换后输入到粉末激光烧结快速原型系统中。

b. 粉层激光烧结叠加。首先对成型空间进行预热。对于 PS 高分子材料，一般需要预热到 100℃ 左右。在预热阶段，根据原型结构的特点进行制作方位的确定，当摆放方位确定后，将状态设置为加工状态。

然后设定建造工艺参数，如层厚、激光扫描速度和扫描方式、激光功率、烧结间距等。当成型区域的温度达到预定值时，便可以启动制作了。

在制作过程中，为确保制件烧结质量，减少翘曲变形，应根据截面变化相应地调整粉料预热的温度。所有叠层自动烧结叠加完毕后，需要将原型在成型缸中缓慢冷却至 40℃ 以下，取出原型并进行后处理。

c. 后处理。高分子粉末材料烧结件的后处理工艺主要有渗树脂和渗蜡两种。当原型件主要用于熔模铸造的消失模时，需要进行渗蜡处理。当原型件为了提高强硬性指标时，需要进行渗树脂处理。以高分子粉末为基底的烧结件力学性能较差，作为原型件一般需对烧结件进行树脂增强。在树脂涂料中，环氧树脂的收缩率较小，可以较好地保持烧结原型件的尺寸精度，提高高分子粉末烧结件的适用范围。

②金属烧结工艺。

a. 金属零件间接烧结工艺。在广泛应用的几种快速原型技术方法中，只有 SLS 工艺可以直接或间接地烧结金属粉末来制作金属材质的原型或零件。金属零件间接烧结工艺使用的材料为混合有树脂材料的金属粉末材料，SLS 工艺主要实现包裹在金属粉粒表面树脂材料的黏接。整个工艺过程主要分三个阶段：一是 SLS 原型件（"绿件"）的制作；二是粉末烧结件（"褐件"）的制作；三是金属熔渗后处理。

b. 金属零件直接烧结工艺。金属零件直接烧结工艺采用的材料是纯粹的金属粉末，是采用 SLS 工艺中的激光能源对金属粉末直接烧结，使其熔化，实现叠层的堆积。金属零件直接烧结成型过程较间接金属零件制作过程明显缩短，无须间接烧结时复杂的后处理阶段。但必须有较大功率的激光器，以保证直接烧结过程中金属粉末的直接熔化。因而，直接烧结中激光参数的选择、被烧结金属粉末材料的熔凝过程及控制是烧结成型的关键。

③陶瓷粉末烧结工艺。

陶瓷粉末材料的激光选区烧结工艺需要在粉末中加入黏结剂。目前所用的纯陶瓷粉末原料主要有 Al_2O_3 和 SiC，而黏接剂有无机黏接剂、有机黏接剂和金属黏接剂三种。

当材料是陶瓷粉末时，可以直接烧结铸造用的壳形来生产各类铸件，甚至是复杂的金属零件。

陶瓷粉末烧结制件的精度由激光烧结时的精度和后续处理时的精度决定。在激光烧结过程中，粉末烧结收缩率、烧结时间、光强、扫描点间距和扫描线行间距对陶瓷制件坯体的精度有很大影响。另外，光斑的大小和粉末粒径直接影响陶瓷制件的精度和表面粗糙度。后续处理（焙烧）时产生的收缩和变形也会影响陶瓷制件的精度。

（2）激光选区烧结（SLS）的工艺特点

激光选区烧结快速成型工艺和其他快速成型工艺相比，其最大的独特性是能够直接制作金属制品，同时该工艺还具有如下一些优点：

①可采用多种材料。从原理上说，这种方法可采用加热时黏度降低的任何粉末材料，通过材料或各类含黏结剂的涂层颗粒制造出任何造型，适应不同的需要。

②可制造多种原型。由于可用多种材料，激光选区烧结工艺按采用的原料不同，可以直接生产复杂形状的原型、型腔模三维构件或部件及工具。例如，制造概念原型、可安装为最终产品模型的概念原型、蜡模铸造模型及其他少量母模生产，直接制造金属注塑模等。

③成型精度高。依赖于使用的材料种类和粒径、产品的几何形状和复杂程度，该工艺一般能够达到工件整体范围内 ±（0.05～2.5）mm的偏差。当粉末粒径为 0.1mm 以下时，成型后的原型精度可达 ±1%。

④无须支撑结构。和 LOM 工艺一样，SLS 工艺也无须设计支撑结构，叠层过程中出现的悬空层面可直接由未烧结的粉末来实现支撑。

⑤材料利用率高。由于 SLS 工艺过程不需要支撑结构，也不像

LOM 工艺那样出现许多工艺废料，也不需要制作基底支撑，所以该工艺方法在常见的几种快速成型工艺中，材料利用率是最高的，可以认为是 100%。SLS 工艺中的多数粉末的价格较便宜，所以 SLS 模型的成本相比较来看也是较低的。

（3）激光选区烧结（SLS）的成型材料

SLS 工艺材料适应面广，不仅能制造塑料零件，还能制造陶瓷、石蜡等材料的零件。特别是可以直接制造金属零件，这使 SLS 工艺颇具吸引力。

用于 SLS 工艺的材料有各类粉末，包括金属、陶瓷、石蜡以及聚合物的粉末，如尼龙粉、覆裹尼龙的玻璃粉、聚碳酸酯粉、聚酰胺粉、蜡粉、金属粉（成型后常需进行再烧结及渗铜处理）、覆裹热凝树脂的细砂、覆蜡陶瓷粉和覆蜡金属粉等，SLS 工艺采用的粉末粒度一般在 50 ~ 125μm 之间，见表 1 – 3。

表 1 – 3　工程上粉体的等级及相应的粒度范围

粉体等级	粒度范围
粒体	大于 10mm
粉粒	10mm ~ 100μm
粉末	100μm ~ 1μm
细粉末或微粉末	1μm ~ 10nm
超微粉末（纳米粉末）	小于 1nm

间接 SLS 用的复合粉末通常有两种混合形式：

a. 黏结剂粉末与金属或陶瓷粉末按一定比例进行混合；

b. 把金属或陶瓷粉末放到黏结剂稀释液中，制取具有黏结剂包裹的金属或陶瓷粉末。

实践表明，采用黏结剂包裹的粉末的制备虽然复杂，但烧结效果较机械混合的粉末好。近年来，已经开发并被应用于 SLS 粉末激光烧结快速原型制作的材料种类如表 1 – 4 所示。

表1-4　常用的 SLS 工艺的材料

材料	特性
石蜡	主要用于石蜡铸造，制造金属型
聚碳酸酯	坚固耐热，可以制造微细轮廓及薄壳结构，也可以用于消失模铸造，正逐步取代石蜡
尼龙、纤细尼龙、合成尼龙（尼龙纤维）	都能制造可测试功能零件，其中合成尼龙制件具有最佳的力学性能
钢铜合金	具有较高的强度，可作注塑模

美国 DTM 公司开发的粉末材料：在 SLS 领域，以 DTM 公司所开发的成型材料类别较多，最具代表性，其已商品化的 SLS 用成型材料产品见表1-5所示。

表1-5　DTM 公司开发的部分 SLS 用成型材料

材料型号	材料类型	使用范围
DuraFrom Polyamide	聚酰胺粉末	概念型和测试型制造
DuraFrom GF	添加玻璃珠的聚酰胺粉末	能制造微小特征，适合概念型和测试型制造
DTM Poly carbanate	聚碳酸酰粉末	消失模型造
TrueFrom Polyner	聚苯乙烯粉末	消失模型造
SandFrom ZR II	覆膜锆砂	砂型（芯）制造
SandFrom Si	覆膜硅砂	砂型（芯）制造
Copper Ployamide	通/聚酰胺复合粉末	金属模具制造
RapidSteel 2.0	覆膜铜粉	功能零件或金属模具制造

1.1.2.3　熔融沉积造型（Fused Deposition Modeling，FDM）

熔融沉积造型是由美国明尼阿波利斯工程师 Scott Crump 于1988年发明的，其基本原理如图1-4所示。喷头中喷出的熔化材料在 X-Y 工作台的带动下，按截面形状铺在底板上，一层一层进行叠加，热塑丝材在移动头中进行熔化，熔化后的材料在移动头的运动过程中被挤压出来

堆积零件。这一逐层叠加技术是依据由
成型细丝熔化堆积成薄层的快速固化
（大约为 0.1 秒），半液体状的热塑性材
料被沉积形成一薄层，在一个平台上自
下而上制作成一个零件。

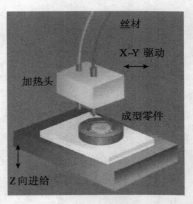

图 1-4　FDM 原理图

在 FDM 工艺的沉积过程中，喷头
受水平分层数据的控制沿 X-Y 移动，半
流动熔融状态的丝材从喷头中挤压出
来，在此过程中必须保持热塑性材料的
温度稍高于固化温度，同时须保持成型
的部分温度稍低于固化温度，这样才能
保证层与层之间很好地黏结。同时必须精确控制从挤压孔挤出的材料质
量，通过加热和熔化挤压过程就会剪断材料，当它和前一层相黏结时很
快就会固化，整个零件是在一个活塞上制作的，该活塞可以上下移动，
当制作完一层后活塞下降，为下一层制作留出层厚所需的空间。FDM
可以使用很多种材料，任何有热塑特性的材料均可作为其候选材料，包
括粗尼龙、石蜡、铸蜡等，其中铸蜡加工出来的模型可直接用来进行
铸造。

FDM 工艺在原型制作时需要同时制作支撑，为节省材料成本和提
高沉积效率，新型 FDM 设备采用了双喷头。其中一个喷头用于沉积模
型材料，另一个喷头用于沉积支撑材料。双喷头的优点除了沉积过程中
具有较高的沉积效率和降低模型制作成本以外，还可以灵活地选择具有
特殊性能的支撑材料，以便于后处理过程中支撑材料的去除，如水溶材
料、低于模型材料熔点的热熔材料等。商品化的 FDM 设备主要是由美国
Stratasys 公司开发的 3D Modeller，其使用的材料范围很广，如铸造石蜡、
尼龙、热塑性塑料、ABS 等。此外为提高效率可以采用多个喷头（Multi-
Jet Modeling，MJM），如美国 3D 公司推出的 Actua2100，其喷头数量多
达 96 个。

（1）熔融沉积成型的工艺特点

①系统构造和原理简单，运行维护费用低（无激光器）；

②原材料无毒，适宜在办公环境安装使用；

③用蜡成形的零件原型，可以直接用于失蜡铸造；

④可以成型任意复杂程度的零件；

⑤无化学变化，制件的翘曲变形小；

⑥原材料利用率高，且材料寿命长；

⑦支撑去除简单，无须化学清洗，分离容易；

⑧可直接制作彩色原型。

FDM 与其他快速成型工艺方法的异同之处如表 1-6 所示。

表 1-6　FDM 与其他快速成型工艺异同之处

指标	SLA	LOM	SLS	FDM
成型速度	较快	快	较慢	较慢
原型精度	高	较高	较低	较低
制造成本	较高	低	较低	较低
复杂程度	复杂	简单	复杂	中等
零件大小	中小件	中大件	中小件	中小件
常用材料	热固性光敏树脂等	纸、金属箔、塑料薄膜等	石蜡、塑料、金属、陶瓷等粉末	石蜡、尼龙、ABS、低熔点金属等

（2）熔融沉积成型的成型材料及设备

FDM 使用的材料范围很广，如铸造石蜡、尼龙、热塑性塑料、ABS 等。工艺过程中要求材料挤出时既保持一定的形状又有良好的黏结性能。此外，成型材料的相关特性（如材料的黏度、熔融温度、黏结性以及收缩率等）也是该工艺应用过程中的关键。熔融沉积工艺使用的材料分为两部分：一类是成型材料，另一类是支撑材料。

熔融沉积快速成型工艺对原型材料的要求：

①材料的黏度。材料的黏度低、流动性好，阻力就小，有助于材料顺利挤出。材料的流动性差，需要很大的送丝压力才能挤出，会增加喷头的启停响应时间，从而影响成型精度。

②材料熔融温度。熔融温度低可以使材料在较低温度下挤出，有利于提高喷头和整个机械系统的寿命，可以减少材料在挤出前后的温差，减少热应力，从而提高原型的精度。

③材料的黏结性。FDM 工艺是基于分层制造的一种工艺，层与层之间往往是零件强度最薄弱的地方，黏结性好坏决定了零件成型以后的强度。黏结性过低，有时在成型过程中因热应力会造成层与层之间的开裂。

④材料的收缩率。由于挤出时，喷头内部需要保持一定的压力才能将材料顺利挤出，挤出后材料丝一般会发生一定程度的膨胀。如果材料收缩率对压力比较敏感，会造成喷头挤出的材料丝直径与喷嘴的名义直径相差太大，影响材料的成型精度。FDM 成型材料的收缩率对温度不能太敏感，否则会产生零件翘曲、开裂。

由以上材料特性对 FDM 工艺实施的影响来看，FDM 工艺对成型材料的要求是熔融温度低、黏度低、黏结性好、收缩率小。

熔融沉积快速成型工艺对支撑材料的要求：

①耐高温。由于支撑材料要与成型材料在支撑面上接触，所以支撑材料必须能够承受成型材料的高温，在此温度下不产生分解与融化。

②与成型材料不浸润，便于后处理。支撑材料是加工中采取的辅助手段，在加工完毕后必须去除，所以支撑材料与成型材料的亲和性不应太好。

③具有水溶性或者酸溶性。对于具有很复杂的内腔、孔等原型，为了便于后处理，可通过支撑材料在某种液体里溶解而去支撑。由于现在 FDM 使用的成型材料一般是 ABS 工程塑料，该材料一般可以溶解在有机溶剂中，所以不能使用有机溶剂。目前已开发出水溶性支撑材料。

④具有较低的熔融温度。具有较低的熔融温度可以使材料在较低的温度下挤出，提高喷头的使用寿命。

⑤流动性要好。由于支撑材料的成型精度要求不高，为了提高机器的扫描速度，要求支撑材料具有很好的流动性，相对而言，对材料黏性性能要求可以低一些。

FDM 工艺对支撑材料的要求是能够承受一定的高温、与成型材料不浸润、具有水溶性或者酸溶性、具有较低的熔融温度、流动性要特别好等。

表 1-7 FDM 工艺成型材料的基本信息

材 料	适用的设备系统	可选颜色	备 注
ABS（丙烯腈-丁二烯-苯乙烯）	FDM1650，FDM2000，FDM8000，FDMQuantum	白、黑、红、绿、蓝	耐用的无毒塑料
ABSi 医学专用 ABS	FDM1650，FDM2000	黑白	被食品及药物管理局认可的、耐用的且无毒的塑料
E20	FDM1650，FDM2000	所有颜色	人造橡胶材料，与封铅、轴衬、水龙带和软管等使用的材料相似
ICW06 熔模铸造用蜡	FDM1650，FDM2000	N/A	N/A
可机加工蜡	FDM1650，FDM2000	N/A	N/A
造型材料	Genisys Modeler	N/A	高强度聚酯化合物，多为磁带式而不是卷绕式

1.1.2.4 叠层制造技术（Laminated Object Manufacturing，LOM）

叠层制造技术是通过逐层激光剪切薄纸材料制造零件的一种 RP 工艺，该方法出现于 1985 年，主要制造商是美国 Helysis 公司，其基本原理如图 1-5 所示。首先在基板上铺上一层箔材（如纸张），然后用一定功率的 CO_2 激光器在计算机的控制下按分层信息切出轮廓，同时将非零件部分按一定的网格形状切成碎片以便去除，加工完一层后，再铺上一层箔材，用热压辊碾压，使新铺上的一层在黏接剂的作用下粘在已制造体上，再切割该层的形状，如此反复直至加工完毕。最后去除切碎的多余部分，便可得到完整的零件。

LOM 的制作工艺是：首先在工作台上制作基底，工作台下降，由送纸滚筒送进一个步距的纸材，工作台回升，热压滚筒滚压背面涂有热

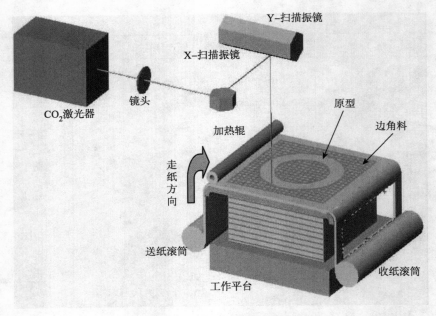

图 1-5　LOM 工艺原理图

熔胶的纸材，将当前迭层与原来制作好的迭层或基底粘贴在一起，切片软件根据模型当前层面的轮廓控制激光器进行层面切割，零件轮廓以外的部分则用激光剪切成小碎片以便零件制作完毕之后剥离出去。逐层制作，当全部迭层被黏结并进行剪切之后，整个零件制作完毕，整体即埋置于一大块支撑材料之中，再将多余废料去除，剥离掉支撑碎片，给零件上涂上密封胶以防止潮湿。

（1）叠层制造的工艺特点

无须设计支撑；无须填充扫描，扫描工作量少，因而提高成型效率的潜力大；成型过程无相变，残余应力较小。缺点是材料浪费严重；难以达到较好的表面光洁度。LOM 原型制作设备工作时，CO_2 激光器扫描头按指令做二维切割运动，逐层将铺在工作台上的薄材切成所要求轮廓的切片，并用热压辊将新铺上的薄材牢固地粘在已成型的下层切片上，随着工作台按要求逐层下降，薄材进给机反复进给薄材，最终制成三维层压工件。其主要特点如下：

①原材料价格便宜，原型制作成本低。

②制件尺寸大。

18

③无须后固化处理。

④无须设计和制作支撑结构。

⑤废料易剥离。

⑥制件能承受高达 200℃的温度，有较高的硬度和较好的力学性能，可进行各种切削加工。

⑦原型精度高。LOM 法制作的原型精度高的原因有以下几个方面：

a. 进行薄材选择性切割成型时，在原材料——涂胶的纸中，只有极薄的一层胶发生状态变化，由固态变为熔融态，而主要的基底——纸仍保持固态不变，因此翘曲变形较小。

b. 采用了特殊的上胶工艺，吸附在纸上的胶呈微粒状分布，用这种工艺制作的纸比热熔涂覆法制作的纸翘曲变形较小。

c. 采用了 x，y，z 三坐标伺服驱动和两坐标步进和直流驱动、精密滚珠丝杠传动、精密直线滚珠导轨导向、激光切割速度与切割功率的自动匹配控制，以及激光切口宽度的自动补偿等先进技术，因而使制件在 x 和 y 方向的进给可达 ± （0.1~0.2）mm，z 方向的精度可达 ± （0.2~0.3）mm。

⑧设备采用了高质量的元器件，有完善的安全保护装置，因而能长时间连续运行，可靠性高，寿命长。

⑨操作方便。

但是，LOM 成型技术也有不足之处：

①不能直接制作塑料工件。

②工件（特别是薄壁件）的抗拉强度和弹性不够好。

③工件易吸湿膨胀，因此成型后应尽快进行表面防潮处理。

④工件表面有台阶纹，其高度等于材料的厚度（通常为 0.1mm 左右），因此成型后需进行表面打磨。

LOM 方法最适合成型中、大型件，以及多种模具和模型，还可以直接制造结构件或功能件。

总之，叠层制造技术中激光束只需按照分层信息提供的截面轮廓线，逐层切割而无须对整个截面进行扫描，且不须考虑支撑。所以这种方法与其他快速成型制造技术相比，具有制作效率高、速度快、成本低等优点，在国内具有广阔的应用前景。

（2）叠层制造的成型材料

叠层实体快速成型工艺中的成型材料涉及三个方面的问题，即薄层材料、黏结剂和涂布工艺。薄层材料可分为纸、塑料薄膜、金属箔等。目前，LOM 成型材料中的薄层材料多为纸材，而黏结剂一般为热熔胶。纸材料的选取、热熔胶的配置及涂布工艺均要从保证最终成型零件的质量出发，同时要考虑成本。对于 LOM 纸材的性能，要求厚度均匀、具有足够的抗拉强度，以及黏结剂有较好的润湿性、涂挂性和黏接性等。

①薄层材料（纸）的性能。

对于 LOM 成型材料的纸材，有以下要求：

a. 抗湿性。保证纸原料（卷轴纸）不会因长期放置而吸水，从而保证热压过程中不会因水分的损失而产生变形及粘接不牢。纸的施胶度可用来表示纸张抗水能力的大小。

b. 润湿性。良好的润湿性保证良好的涂胶性能。

c. 抗拉强度大。保证在加工过程中不被拉断。

d. 收缩率小。保证热压过程中不会因部分水分损失而导致变形，可用纸的伸缩率参数计量。

e. 剥离性能好。因剥离时破坏发生在纸张内，要求纸的垂直方向抗拉强度不是很大。

f. 易打磨，表面光滑。

g. 稳定性。成型零件可长时间保存。

②热熔胶。

叠层制造中的成型材料多为涂有热熔胶的纸材，层与层之间的粘接是靠热熔胶保证的。热熔胶的种类很多，其中 EVA 型热熔胶的需求量最大，占热熔胶消费总量的 80% 左右。当然在热熔胶中还要添加某些特殊的组分。LOM 纸材对热熔胶的基本要求为：

a. 良好的热熔冷固性（70～100℃开始熔化，室温下固化）。

b. 在反复"熔融—固化"条件下，具有较好的物理化学稳定性。

c. 熔融状态下与纸具有较好的涂挂性和涂匀性。

d. 与纸具有足够粘接强度。

e. 良好的废料分离性能。

③涂布工艺。

涂布工艺包括涂布形状和涂布厚度两个方面。涂布形状指的是采用均匀式涂布还是非均匀涂布。非均匀涂布有多种形状。均匀式涂布采用狭缝式刮板进行涂布，非均匀涂布有条纹式和颗粒式。一般来讲，非均匀涂布可以减小应力集中，但涂布设备比较贵。涂布厚度指的是在纸材上涂多厚的胶，选择涂布厚度的原则是在保证可靠粘接的情况下，尽可能涂得薄，以减少变形、溢胶和错移。

表 1-8 给出了新加坡 KINERGY 公司生产的三种型号纸材的物性指标。该公司生产的纸材，采用了熔化温度较高的黏结剂和特殊的改性添加剂，用这种材料成型的制件坚如硬木，表面光滑，成型过程中翘曲变形小，成型后工件与废料易分离，经表面涂覆处理后制件不吸水，具有良好的稳定性。

表 1-8　KINERGY 公司生产的三种型号纸材的物性指标

型号	K-01	K-02	K-03
宽度（mm）	300~900	300~900	300~900
厚度（mm）	0.12	0.11	0.09
粘接温度（℃）	210	250	250
成型后的颜色	浅灰	浅黄	黑
成型过程翘曲变形	很小	稍大	小
成型件耐温性	好	好	很好（>200℃）
成型件表面硬度	高	较高	很高
成型件表面光亮度	好	很好（类似塑料）	好
成型件表面抛光性	好	好	很好
成型件弹性	一般	好（类似塑料）	一般
废料剥离性	好	好	好
价格	较低	较低	较高

表 1-9 给出了美国 Cubic Technologies 公司生产的 LOM 快速成型用的薄材的物性指标，种类除了纸材外，还有聚酯薄膜和玻璃纤维薄膜等。

表 1-9   Cubic Technologies 公司生产的 LOM 薄材的物性指标

型号	LPH042		LXP050		LGF045	
材质	纸		聚酯		玻璃纤维	
密度（g/cm^3）	1.449		1.0~1.3		1.3	
纤维方向	纵向	横向	纵向	横向	纵向	横向
弹性模量（MPa）	2524		3435			
拉伸强度（MPa）	26	1.4	85		>124.1	4.8
压缩强度（MPa）	15.1	115.3	17	52		
压缩模量（MPa）	2192.9	406.9	2460	1601		
最大变形程度（%）	1.01	40.4	3.58	2.52		
弯曲强度（MPa）	28.48		4.3~9.7			
玻璃转化温度（℃）	30				53~127	
膨胀系数（10^{-6}/k）	3.7	185.4	17.2	229	X: 3.9/ Y: 15.5	Z: 111.1

1.1.2.5   三维印刷技术（Three Dimensional Printing，3DP）

三维印刷是麻省理工学院机械工程系 Emanuel Sachs 和材料工程系 Michael Cima 等联合研制的。该方法使用的材料主要是陶瓷粉末，其加工过程和 SLS 很相似，所不同的是 3DP 使用的是一种添加性的涂层方法，即将硅橡胶以印刷的方式喷涂于粉末的表面，这样分层加工原型后，再采用高温烧结的方法使之固化，从而得到所需模型。原理如图 1-6 所示。

以粉末作为成型材料的 3DP 工艺过程是：首先按照设定的层厚进行铺粉，随后根据当前叠层的截面信息，利用喷嘴按指定路径将液态黏结剂喷在预先铺好的粉层特定区域，之后工作台下降一个层厚的距离，继续进行下一叠层的铺粉，逐层黏结后去除多余底料便得到所需形状制件。

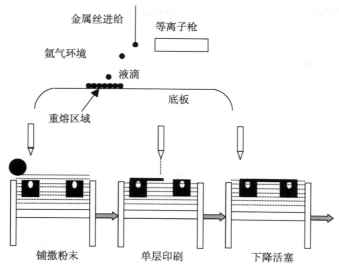

图 1-6 3DP 原理图

三维喷涂黏结快速工艺：三维喷涂黏结快速成型工艺与 SLS 工艺相类似。下面以其在陶瓷制品中的应用为例，介绍其工艺过程（见图 1-7）。

①利用三维 CAD 系统完成所需生产的零件的模型设计。

②设计完成后，在计算机中将模型生成 STL 文件，并利用专用软件将其切成薄片。每层的厚度由操作者决定，在需要高精度的区域通常切得很薄。

③计算机将每一层分成矢量数据，用以控制黏结剂喷射头移动的走向和速度。

④用专用铺粉装置将陶瓷粉末铺在活塞台面上。

⑤用校平鼓将粉末滚平，粉末的厚度应等于计算机切片处理中片层的厚度。

⑥计算机控制的喷射头按步骤③的要求进行扫描喷涂粘结，有黏接剂的部位，陶瓷粉黏结成实体的陶瓷体，周围无黏结剂的粉末则起到支撑黏结层的作用。

⑦计算机控制活塞使之下降一定高度（等于片层厚度）。

⑧重复步骤④、⑤、⑥、⑦四步，一层层地将整个零件坯体制作出来。

⑨取出零件坯，去除未黏结的粉末，并将这些粉末回收。

⑩对零件坯进行后续处理，在温控炉中进行焙烧，焙烧温度按要求随时间变化。后续处理的目的是为了保证零件有足够的机械强度及耐热强度。

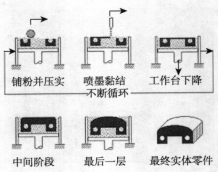

铺粉并压实　　喷墨黏结　　工作台下降
　　　　　　不断循环

中间阶段　　　最后一层　　最终实体零件

图 1 - 7　粉末成型 3DP 工艺过程

喷墨式三维印刷快速成型工艺：喷墨式三维印刷快速成型工艺的建造过程类似于 FDM 工艺，其喷头更像喷墨式打印机的打印头。与喷涂黏结工艺显著不同之处是其累积的叠层不是通过铺粉后喷射黏结液固化形成的，而是从喷射头直接喷射液态的工程塑料瞬间凝固而形成薄层。

多喷嘴喷射成型为喷墨式三维印刷设备的主要成型方式，喷嘴呈线性分布（见图 1 - 8）。喷嘴数量越来越多，打印精度（分辨率）越来越高，如 3D Systems 公司的 ProJet6000 型设备的特清晰打印模式（XHD）的打印精度为 0.075mm，层厚为 0.05mm。微熔滴直径的大小决定了其成型的精度或打印分辨率，喷嘴的数量多少决定了成型效率的高低。

1.1.2.5.1　三维印刷的工艺特点

三维印刷技术在将固态粉末生成三维零件的过程中与传统方法比较，具有成本低、材料广泛、成型速度快、安全性较好、应用范围广等优点。但是，该成型技术在制造模型时也存在许多缺点，如果使用粉状材料，其模型精度比较差和表面粗糙，零件易变形甚至出现裂纹等，模型强度较低，这些都是该技术目前需要解决的问题。

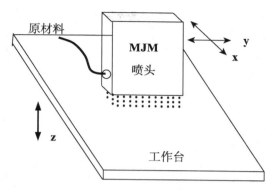

图 1-8 多喷嘴喷射成型 3DP 工艺

1.1.2.5.2 三维印刷的成型材料及设备

三维印刷快速成型技术作为喷射成形技术之一,具有快捷、适用材料广等许多独特的优点。目前,该项技术由 MIT 研究取得成功后已经转让给 ExtrudeHone、Soligen、Specific Surface Coporation、TDK Coporation、Therics 以及 Z Coporation 6 家公司。已经开发出来的部分商品化设备机型有 Z Corp 公司的 Z 系列,Objet 公司的 Eden 系列、Connex 系列及桌上型 3D 打印系统,3D Systems 公司开发的 Personal Printer 系列与 Professional 系列,以及 Solidscape 公司(原 Sanders Prototype Inc.)的 T 系列等。

3D Systems 公司开发的设备及材料。3D Systems 公司作为快速成型设备全球最早的设备供应商,一直致力于快速成型技术的研发与技术服务工作,在引领 SLA 光固化快速成型技术的同时,也陆续开展了其他快速成型技术的研究,推出有 SLS 设备及 3DP 设备等。成功并购 Z Corp 公司后,3DP 技术的实力和地位再上新台阶。面向不同用户的需求,目前推出的 3DP 设备分为 Personal 系列与 Professional 系列。2009 年以来,3D Systems 公司推出价格 1 万美元以下的面向小客户的 Personal 3DP 设备。主要型号有 Glider、Axis Kit、RapMan、3D Touch、ProJet 1000、ProJet 1500、V-Flash 等,其中 ProJet 1000&1500 型号个人打印机及 V-Flash 个人打印机具有更高的打印分辨率和速度、更明亮的色彩及打印的模型耐久性更好,其设备主要参数如表 1-10 所示,其所使用的 VisiJet FTI 材料性能如表 1-11 所示。

表 1 −10   3D Systems 公司的高级个人打印机主要参数

参数 \ 型号	ProJet 1000	ProJet 1500	V − Flash
模型最大尺寸（mm）	171 × 203 × 178	171 × 228 × 203	228 × 171 × 203
分辨率（DPI）	1024 × 768	1024 × 768	168 × 1024
厚度（μm）	102	102（高速模式为 152）	102
垂直成型速度（mm/s）	12.7	12.7（高速模式为 20.3）	N/A
最小特征尺寸（mm）	0.254	0.254	N/A
最小垂直壁厚（mm）	0.64	0.64	0.64
材料颜色	白	白红灰蓝黑黄	黄色和乳白色
数据格式	STL、CTL		STL
外轮廓尺寸（mm）	555 × 914 × 724	555 × 914 × 724	666 × 685 × 787
设备重量（kg）	55.3	55.3	66

表 1 −11   3D Systems 公司的高级个人打印机使用材料的性能指标

参数 \ 型号	白	红	灰	蓝	黑	黄
单卷重量（kg）	2	2	2	2	2	2
密度（液态）（g/cm³）	1.08	1.08	1.08	1.08	1.08	1.08
抗拉强度（MPa）	12 ~ 22	8 ~ 18	8 ~ 18	10 ~ 24	13 ~ 25	15 ~ 29
拉伸模量（MPa）	800 ~ 1200	400 ~ 600	600 ~ 100	600 ~ 1300	600 ~ 100	800 ~ 1500
延伸率（%）	2 ~ 3	2 ~ 4	2 ~ 3	2 ~ 3	2 ~ 4	2 ~ 3
弯曲强度（MPa）	23 ~ 34	16 ~ 22	20 ~ 36	13 ~ 29	19 ~ 34	29 ~ 53

续表

参数＼型号	白	红	灰	蓝	黑	黄
弯曲模量（MPa）	750～1100	500～700	700～1000	300～800	600～1000	900～1400
热挠曲温度（℃）	52	50	45	47	50	52
冲击韧性（J/m²）	16	17	17	16	17	19
玻璃化温度（℃）	47～53	62～65	48～50	48～50	35～37	N/A
肖氏硬度（D）	77～80	65～70	75～80	70～80	75～82	72～85

1.1.2.6　掩模固化工艺（Solid Ground Curing，SGC）

掩模固化工艺亦称为面曝光制程，由以色列 Cubita 公司率先开发。其工作原理为：利用丙烯基光敏树脂和光学掩模技术，首先在一块特殊玻璃上通过曝光和高压充电产生与截面形状一致的静电潜像，同时吸附上碳粉形成截面形状的负像，接着以此为"底片"用强紫外灯（2KW）对涂敷的一层光敏树脂进行曝光固化，将多余树脂吸附掉后，用石蜡填充截面中的空隙部分。之后用铣刀把该截面修平，并在此基础上进行下一个层面的固化（见图 1-9）。SGC 的优点：一是同时曝光，速度快；二是不需要设计支撑结构。缺点是树脂和石蜡的浪费较大，且工序复杂。

同 SLA 一样，掩模固化系统也是利用紫外光来固化光敏树脂，但光源和具体的工艺方法与 SLA 不同，它的曝光是采用光学掩膜技术和电子成像系统来进行的。因为 SGC 的每层固化是瞬间完成的，因此相比 SLA 来说，SGC 的制作效率更高。而且 SGC 的工作空间较大，可以一次制作多个零件，也可以制作单个大零件。

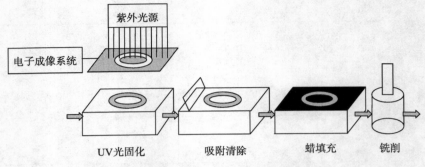

UV光固化　　　　吸附清除　　　　蜡填充　　　铣削

图 1－9　SGC 工艺参数综合控制示意图

掩模固化工艺特点：

（1）不需要设计支撑结构。

（2）零件的成型速度不受复杂程度的影响，只与体积有关。树脂瞬时曝光，速度快，整层一次成型，效率高。

（3）精度高，相对精度在 0.1% 左右。

（4）最适合制作多件原型，制作过程中可以随意选择不同零件的制作次序；一个零件未制作完时，可以先做另一个零件，再回过头来继续做未完零件。

（5）模型内应力小，变形小，适合制作大型件。

（6）制作过程中如发现错误，可以把错误层铣掉，重新制作此层。

1.1.3　快速成型（RP）技术的特点

快速成型技术的出现，开辟了不用刀具、模具而制作原型和各类零部件的新途径，也改变了传统的机械加工去除式的加工方式，而是采用逐层累积式的加工方式，带来了制造方式的变革。从理论上讲，添加成型方式可以制造任意复杂形状的零部件，材料利用率可达 100%。和其他先进制造技术相比，快速成型技术具有如下特点。

（1）自由成型制造

自由成型制造也是快速成型技术的另一个术语。作为快速成型技术特点之一的自由成型制造，其含义有两个方面：一是指在无须准备任何模具、刀具和工装卡具的情况下，直接接受产品设计（CAD）数据，快速制造出新产品的样件、模具或模型，由此可以大大缩短新产品的试制周期，并节省工具、模具费用；二是指不受形状复杂程度的限制，由于 RP 将三维制造转化为二维制造，使制造步骤简单且周而复始，因此，不管实体的三维形状如何复杂，都可分解为二维数据进行成型，因而无简单与复杂之分，加工方式相同。因此，快速成型技术特别适合于成型形状复杂、传统方法难以制造甚至无法制造的零件。

（2）制造过程快速

从 CAD 数模或实体反求获得的数据到制成原型，一般仅需要数小时或十几小时，速度比传统成型加工方法快得多。该项技术在新产品开发中改善了设计过程的人机交流，缩短了产品设计与开发周期。以快速成型为母模的快速模具技术，能够在几天内制作出所需材料的实际产品，而通过传统的钢制模具制作产品，至少需要几个月的时间。该项技术的应用，大大降低了新产品的开发成本和企业研制新产品的风险。随着互联网的发展，快速成型技术也更加便于远程制造服务，能使有限的资源得到充分的利用，用户的需求也可以得到最快的响应。

（3）易操作性

产品的 CAD 三维造型设计完成需要进行原型的制作准备工作，准备工作包括零件的分层、加支撑和制作工艺参数的设定，由于商业化的快速成型系统的操作软件通常具有良好的人机界面，使用较为简单，故一般人员在经过短时间（1～2 天）培训后就可掌握。在曲面制造过程中，CAD 数据的转化（分层）可百分之百地全自动完成，而不像数控切削加工中需要高级工程人员数天复杂的人工辅助劳动才能转化为完全的工艺数控代码。

（4）添加式和数字化驱动成型方式

无论哪种快速成型制造工艺，其材料都是通过逐点、逐层以添加的方式累积成型的。无论哪种快速成型制造工艺，也都是通过 CAD 数字模型直接或者间接地驱动快速成型设备系统进行原型制造的。这种通过材料添加来制造原型的加工方式，是快速成型技术区别于传统的机械加工方式的显著特征。这种由 CAD 数字模型直接或者间接地驱动快速成型设备系统的原型制作过程，也决定了快速成型的制造快速和自由成型的特征。

（5）技术高度柔性

RP 技术之所以具备高自动化和集成化的优点，不仅是因其制造工艺简单，而且它可以接受通用的三维数据格式，方便信息传送，从而能够较好地融合集成化和网络化制造等先进制造概念和技术，便于进行异地服务。例如若要修改零件，只需修改 CAD 模型和其后续制作数据即可，成型系统不必做任何改动和调整，所以特别适合于单件或小批量生产。CAD 数据转换成 STL 格式后，便可进行分层、加支撑等前处理工作，前处理完成后就可开始制作原型，而整个前处理的平台就是随成型机所带的集成软件。同传统的数控加工方法相比，快速成型过程克服了 CAD/CAM 集成时 CAPP 这个瓶颈问题，它用重复的二维扫描成型复杂的三维零件，避免了数控加工复杂的编程等步骤，从而实现高度自动化和程序化。RP 技术较好地填补了 CAD 与 CAM 之间的缝隙。新材料、激光应用技术、精密伺服驱动技术、计算机快速成型与快速模具制造技术及其应用技术以及数控技术等的高度集成，共同支撑了快速成型技术的实现。此外，以 RP 技术为基础发展起来并已成熟的快速工装模具制造（Quick Tooling/Molding）、快速精铸技术（Quick Casting）则可实现零件的快速制造（Quick Manufacturing），其周期仅为数控切削加工的 $1/10 \sim 1/5$，费用为数控加工的 $1/5 \sim 1/3$。

（6）突出的经济效益

快速成型技术制造原型或零件，无须工具、模具，也与原型或零件的复杂程度无关，与传统的机械加工方法相比，其原型或零件本身制作过程的成本显著降低。此外，快速成型的设计可视化、外观评估、装配及功能检验以及快速模具母模的功用，显著缩短了产品的开发与试制周期，带来了明显的时间效益。也正是因为快速成型技术具有突出的经济效益，才使得该项技术一出现，便得到了制造业的高度重视和迅速而广泛的应用。

（7）广泛的应用领域

除了制造原型外，该项技术也特别适合于新产品的开发、单件及小批量零件制造、不规则或复杂形状零件制造、模具设计与制造、产品设计的外观评估和装配检验、快速反求与复制，以及难加工材料的制造等。这项技术不仅在制造业具有广泛的应用，而且在材料科学与工程、医学、文化艺术及建筑工程等领域也有广阔的应用前景。

在产品设计和制造领域应用快速成型技术，能显著地缩短产品投放市场的周期，降低成本，提高质量，增强企业的竞争能力。一般而言，产品投放市场的周期由设计（初步设计和详细设计）、试制、试验、征求用户意见、修改定型、正式生产和市场推销等环节所需的时间组成。由于采用快速成型技术之后，从产品设计的最初阶段开始，设计者、制造者、推销者和用户都能拿到实实在在的样品（甚至小批量试制的产品），因而可以及早地、充分地进行评价、测试及反复修改，并且能对制造工艺过程及其所需的工具、模具和夹具的设计进行校核，甚至用相应的快速模具制造方法做出模具，因此可以大大减少失误和不必要的返工，从而能以最快的速度、最低的成本和最好的品质将产品投入市场。具体而言，快速成型技术的优越性表现在以下几个方面：

a. 设计者受益。采用快速成型技术之后，设计者在设计的最初阶段，就能拿到实在的产品样品，在单个零件和装配部件的级别上，对产品设计进行校验和优化，并可在不同阶段快速地修改、重做样品，甚至做出试制用工具、模具及少量的产品。这将给设计者创造一个优良的设计环境，提供一个快捷、有力的物理模拟手段，无须多次反复思考、修改，即可尽快得到优化结果，从而能显著地缩短设计周期和降低成本。

b. 制造者受益。制造者在产品设计的最初阶段也能拿到实在的产品样品，甚至试制用的工具、模具及少量产品，这使得他们能及早地对产品设计提出意见，做好原材料、标准件、外协加工件、加工工艺和批量生产用工具与模具等的准备工作，最大限度地减少失误和返工，大大节省工时、降低成本和提高产品质量。

c. 推销者受益。推销者在产品设计的最初阶段也能拿到实在的产品样品，甚至少量产品，这使得他们能据此及早、实在地向用户宣传和征求意见，以及进行比较准确的市场需求预测，而不是仅凭抽象的产品描述或图样、样本来推销。所以快速成型技术的应用可以显著地降低新产品的销售风险和成本，大大缩短其投放市场的时间和提高竞争能力。

d. 用户受益。用户在产品设计的最初阶段，也能见到产品样品甚至少量产品，这使得用户能及早、深刻地认识产品，进行必要的测试，并及时提出意见，从而可以在尽可能短的时间内，以最合理的价格得到性能最符合要求的产品。

1.1.4 RP技术与相关学科的技术发展

RP技术是在CAD技术、数控技术、激光技术等高新技术充分发展的基础上产生的，但反过来 RP 技术又对这些技术提出新的要求，促进其向更高层次发展，具体表现在如下几个方面。

（1）CAD 技术

CAD 技术是 RP 技术产生的前提和基础。按照传统的方法，人们对新产品的开发沿用设计—画图—模型—模具—零件的技术路线。由于设计结果不能立即显示出来以供评价和修改，在产品开发出来后才发现设计缺陷，如果重新开发，则大大延长产品开发周期和成本。利用 CAD 技术可以在屏幕上得到零件的三维实体模型，并可得到完整的数据，便于进行修改和二次开发，如生成加工数据或形成 RP 所需的 STL 文件，同时 RP 技术的发展，促进了 CAD 技术的发展，如开发数据交换接口、分层软件及支撑软件等。

利用各种三维 CAD 软件进行几何造型，得到零件的三维 CAD 数学模型，是快速成型技术的重要组成部分，也是制造过程的第一步。三维造型方式主要有实体造型和表面造型，目前许多 CAD 软件在系统中加入一些专用模块，将三维造型结果进行离散化，生成面片模型文件或层片模型文件。

（2）反求工程

物理形态的零件是快速成型技术体系中零件几何信息的另一个重要来源。几何实体同样包含了零件的几何信息，但这些信息必须通过反求工程进行数字化，方可进行下一步的处理。反求工程要对零件表面进行数字化处理，提取零件的表面三维数据。主要的技术手段有三坐标测量仪、三维激光数字化仪、工业 CT 和自动断层扫描仪等。通过三维数字化设备得到的数据往往是一些散乱的无序点或线的集合，还必须对其进行三维重构得到三维 CAD 模型或者层片模型等。

（3）数据转换

三维 CAD 造型或反求工程得到的数据必须进行处理才能用于控制 RPM 成型设备制造零件。数据处理的主要过程包括表面离散化，生成 STL 文件或 CFL 文件，分层处理生成 SLC、CLI、HPGL 等层片文件，根据工艺要求进行填充处理，对数据进行检验和修正并转换为数控代码。

（4）数控技术

数控技术的发展是 RP 技术的保证。在每次加工一层的掩膜法光造型中，控制方式为简单的一轴控制；FDM 为二轴联动，即在 X－Y 平面内进行加工，Z轴只在 X – Y 平面内加工完毕后有规律地上升或下降；SL、SLS、LOM 技术由于有动态聚焦，所以可以看做是三轴联动系统；Shape Deposition Manufacturing 技术也是三轴系统，采用等离子枪将熔化的液滴在三维空间进行堆积成型。除运动控制外，数控技术在 RP 技术中的应用还包括对加工参数的控制，如 FDM 与 LOM 中的温度补偿、材料进给控制等。与传统的切削数控加工技术相比，RP 技术要求扫描速度快，定位精度高而负荷小，RP 技术向数控技术提出了新的研究课题。

（5）材料科学

材料、设备、工艺是快速原型制造中密切相关的三个基本方面。成型材料是快速成型技术发展的关键。它影响零件的成型速度、精度和性能，直接影响到零件的应用范围和成型工艺设备的选择，同时也是 RP 技术的生命。RP 技术使用多种材料，如 SLA 使用液态光敏树脂；LOM 使用涂有黏接剂的塑料带、不锈钢带和陶瓷带；FDM 采用蜡、ABS 丝材，其中 ABS 具有很强的力学性能；SLS 采用聚碳酸酯、尼龙等粉末材料。材料的性质不仅影响成型零件的质量，对其应用产生决定性影响，而且是成型工艺性的保证。材料科学的发展，特别是新材料的出现，对 RP 技术的发展有巨大的影响作用，同时 RP 技术又向材料科学技术提出新的要求。例如 SL 工艺所用的光敏树脂要求具有较高的感光灵敏性，有确定的感光波段，同时还要适应不同用途和工艺的要求，因此，在兼顾较高强度和硬度的同时，也需要具有较好的塑性和韧性。

（6）激光加工技术

RP 技术主要有两类成型方法：一类是基于激光的光固化、切割、熔化的方法，另一类是非激光直接堆积方法。相比之下，利用激光的 RP 方法发展更完善、应用也更多，如 SL、LOM、SLS 方法。激光束波长恒定，聚焦后光斑小，可以集中高能量密度，并且易于控制，尤其适用于 RP 技术。从 1960 年 T. Maiman 在量子电子学发展的成果基础上发明第一台红宝石激光器以来，激光技术发展非常迅速，在激光热处理、焊接、切割、熔覆、合金化、相变硬化等领域已有大量的工程应用，这为 RP 技术的产生奠定了前提和基础。激光技术的不断发展对 RP 技术的发展、成熟起着举足轻重的作用。RP 技术的应用覆盖了激光技术中相当大的领域，从几十毫瓦的 He – Cd 激光器到上千瓦的 CO_2 激光器。反过来，在 RP 技术对激光波长、输出模式、功率控制、激光光斑等的要求下，He – Cd 激光器、氩离子激光器以及中低功率 CO_2 激光器在这些方面得到了发展。

（7）物性转换

通过快速成型系统制造的零件，其力学、物理性能往往不能直接满足要求，仍然需要进一步的处理，即对其物理性质进行转换。该环节是 RPM 实际应用的一个重要环节，包括精密铸造、金属喷涂制模、硅胶模铸造、快速 EDM 电极、陶瓷型精密铸造等多项配套制造技术，这些技术与 RPM 技术相结合，形成快速铸造、快速模具制造等新技术。

RP 技术除了与上述学科和技术密切相关外，还与机械科学、检测技术、现代设计理论、电子技术等息息相关。机械科学技术奠定了 RP 的工艺基础，确定了 RP 技术的主体框架与应用目标，现代设计理论为原型的设计提供了科学的理论指导，检测技术对加工过程进行在线实时检测，确保成型质量，电子和信息技术可使 RP 的各子系统集成起来，形成协调的整体。

总之，RP 技术是多种学科的技术集成，又是各门学科协调发展的结果，同时又为各门学科的发展增添了新的研究内容，相互促进，共同发展。

1.1.5 快速成型（RP）技术的应用领域

目前，快速成型技术已经广泛应用于汽车、航空航天、船舶、家电、工业设计、医疗、建筑、工艺品制作以及儿童玩具等领域，并且随着这一技术本身的不断发展和完善，其应用范围将不断拓广。目前激光快速成型技术在制造业中已成熟地应用于以下领域：

（1）产品设计评估与审核

新产品的开发总是从外形设计开始的，外观是否美观和实用往往决定了该产品是否能够被市场接受。传统的加工方法中，二维工程图在设计加工和检测方面起着重要作用。其做法是根据设计师的思想，先制作出效果图及手工模型，经决策层评审后再进行后续设计。但由于二维工程图或三维工程图不够直观，表达效果受到很大限制，而手板制作模型耗时又长，精度较差，修改也困难。尽管目前造型软件的功能十分强大，但设计出来的概念模型仍然停留在计算机屏幕上。概念模型的可视化对于开发人员修改和完善设计是十分必要的。有学者形象地形容，快速成型制造系统相当于一台三维印刷机，能够迅速地将 CAD 概念设计的物理模型高精度地"打印"出来。这样，在概念设计阶段，设计者有了初步设计的物理模型，借助于物理模型，设计者可以比较直观地进行进一步设计，大大提高了产品设计的效率和效果。如设计者可以进行模型的合理性分析与模型的观感分析，根据原型或零件评价设计正确与否，并可加以改正。

为提高设计质量，缩短生产试制周期，RP 快速成型系统可在几个小时或几天内将设计人员的图纸或 CAD 模型变成看得见摸得着的实体模型。这样就可根据设计原型进行设计评定和功能验证，迅速地取得用户对设计的反馈信息。同时也有利于产品制造者加深对产品的理解，合理地确定生产方式、工艺流程和费用。与传统模型制造相比，快速成型方法不仅速度快、精度高，而且能够随时通过 CAD 进行修改与再验证，使设计走向尽善尽美。

（2）工程测试、功能测试及结构运动的分析

快速原型除了可以进行设计验证和装配校核外，还可以直接用于性能和功能参数试验与相应的研究，如结构运动分析、流动分析、应力分析、流体和空气动力学分析等。采用快速成型制造技术可严格地按照设计将模型迅速地制造出来进行实验测试，对各种复杂的空间曲面更能体现出快速成型制造技术的优点。如风扇、风毂等设计的功能检测和性能参数确定，可获得最佳扇叶曲面、最低噪声的结构。

在 RP 系统中使用新型光敏树脂材料制成的产品零件原型具有足够的强度，可用于传热、流体力学试验。用某些特殊光敏材料制成的模型还具有光弹特性，可用于产品受载应力应变的实验分析。例如，美国 GM 在某车型开发中，直接使用 RP 原型进行车内空调系统、冷却循环系统及冬用加热取暖系统的传热学试验，较之以往的同类实验节省花费 40% 以上；Chrysler 则直接利用 RP 制造的车体原型进行高速风洞流体动力学试验，节省成本达 7%。如果用传统的方法制造原型，这种测试与比较几乎是不可能的。总体来说，通过快速制造物理原型，可以尽早地对设计进行评估，缩短设计反馈的周期，方便而又快速地进行多次反复设计，大大提高了产品开发的成功率，开发成本大大降低，总体的开发时间也大大缩短。

（3）与客户或订货商的交流手段

在国外，RP 原型成为某些制造商家争夺订单的手段。例如位于 Detroit 的一家仅组建两年的制造商，由于装备了 2 台不同型号的快速成型机及以此为基础的快速精铸技术，仅在接到 Ford 公司标书后的 4 个工作日内便生产了第一个功能样件，从而在众多的竞争者中夺到为 Ford 公司生产年总产值达 3000 万美元的发动机缸盖精铸件合同。另外，客户总是更乐意对实物原型"品头论足"，提出对产品的修改意见，因此，RP 模型是设计制造商就其产品与客户交流沟通的最佳手段。

（4）快速模具的母模

RP 原型的另一大类应用就是作为翻制快速经济模具的母模，如硅橡胶模具、聚氨酯模具、金属喷涂模具、环氧树脂模具等软质模具进行单件、小批量的试制以及浇注石膏、陶瓷、金属基合成材料、金属等硬质模具进行塑料件或金属制件的批量生产。RP 原型用做快速模具的母模是快速成型制造技术经济效益的延伸和另一亮点。

硅橡胶软模在小批量制作具有精细花纹和无拔模斜度甚至倒拔模斜度的样件方面具有突出的优越性，几乎所有的 RP 原型都可以作为硅橡胶模具制作的母模。环氧树脂模具因为成本低廉且制件数量较硅胶磨具多而适合小批量产品的试制。环氧树脂模具的制作同样需要 RP 模型做母模，通过树脂材料及添加材料浇注而成，模具的寿命可达到数百年，模具的表面质量主要取决于原型母模的表面质量，尺寸精度可达 0.1mm。

（5）直接制作快速模具

以 RP 生成的模型作模芯或模套，结合精铸、粉末烧结或电极研磨等技术可以快速制造出企业产品所需要的功能模具或工装设备，其制造周期一般为传统数控切割的 1/10 ~ 1/5，而成本却仅为其 1/5 ~ 1/3。模具的几何复杂程度越高，这种效益越显著。利用 SLA 样件制作模具（注塑模）可用硅橡胶模法、金属冷喷法、镀铜模法。Quick Casting 是利用 SL 壳形样件做熔模铸造，能快速制作金属制品或金属材料模具，以用于冲压模或压铸模，这种工艺已获得 90% 左右的成功率，极具应用前景。SLS 工艺可选择不同的材料粉末制造不同用途的模具，用 SLS 工艺可直接烧结金属模具和陶瓷模具，用做注塑、压铸、挤塑等塑料成型模及钣金成型模。DTM 公司用 Rapid Tool – TM 专利技术，在 SLS 系统 Sinterstation2000 上将 Rapidsteel 粉末（钢制微粒外包裹的一层聚酯）进行激光烧结，得到模具后放在聚合物的溶液中浸泡一定时间，然后放入加热炉中加热使聚合物蒸发，接着进行渗铜，出炉后打磨并嵌入模架内。

（6）医学应用

RP 技术一经出现，很多制造行业即对其表现出浓厚的兴趣。最早采用该技术的是航空、汽车、铸造、家电等领域，随后在医学领域也得到了广泛应用，同时医学应用也对 RP 技术提出了更高的要求。运用生理数据，采用快速成型工艺制作物理模型，对想不通过开刀就可观看病人骨结构的研究人员、种植体设计师和外科医生等能够提供非常有益的帮助。这些技术在很多专科，如颅外科、神经外科、口腔外科、整形外科和头颈外科等得到了广泛应用，帮助外科医生进行手术规划。另外，利用 CT 扫描和核磁共振图像所得到的器官数据来制作模型，可复制人体骨骼结构或器官形状，用于整容、重大手术方案预演，以及进行假肢设计和制造，也可以策划头颅、面部和牙齿等器官的外科手术，进行复杂手术的演习，为骨移植设计样板，或将其作为 X 光检查的参考手段。

（7）艺术品制造

快速成型技术在玩具及艺术品创作的可视化展示中得到了非常好的应用效果。艺术品和建筑装饰品是根据设计者的灵感构思设计出来的，采用 RPM 可使艺术家的创作、制造一体化，为艺术家提供最佳的设计环境和成型条件。许多离奇的雕塑艺术品的创作灵感来源于海洋生物的形貌、有机化学的晶体结构、细胞结构的生长图形、数学计算演变的结构等方面，而 RP 独到的工艺过程，为艺术品的创作开创了一个崭新的设计、制造概念。它以相对低的成本，可修改性强的特点，为提高产品的设计质量，降低成本，缩短设计、制造周期，使产品尽快地推向市场提供了方法，对于复杂形状的零件则更为有利。

1.1.6　快速成型制造技术的研究与发展

在过去的十几年内，快速成型技术取得了迅速发展，已成为一种新的制造行业。在这一行业中，有提供快速成型系统设备的制造商和提供快速成型服务的服务商（Server Bureau，SB），以及为 RP 技术提供支持的零部件供应商（如软件、材料、激光器等）。RP 制造商主要在美国、欧洲和日本，如提供 SL 工艺快速成型设备的美国 3D 系统公司、Aaroflex 公司和日本的 C－MET 公司，提供 FDM 工艺快速成型设备的美国 Stratasys 公司，提供 SLS 工艺快速成型设备的美国 DTM 公司，提供 LOM 工艺快速成型设备的美国 Helisys 公司，提供 3DP 工艺快速成型设备的美国 Z－corp 公司等。提供专业快速成型软件系统的主要有美国 Solid Concept 公司的 Bridgeworks 软件产品、软件工程师 B. Rooney 的 Brockware 软件、Belgian 公司的 Magics 和 CT－Modeller 软件、DeskArtes 公司的 Rapid Tools 软件等。而从事专业快速成型服务的 SB 全世界多达 284 家，其中 145 家在美国，约占总数的 51% 。在欧洲多数国家集中于 RP 的应用研究，德国 EOS 公司和 Fockel & Schwarze 公司在开发和销售 RP 系统。在我国，目前已有清华大学生产的 LOM 和 FDM 系列成型机、西安交通大学开发的 LPS 与 CPS 系列快速成型机（SL）、华中理工大学开发的 LOM 工艺成型设备、北京隆源自动成型系统有限公司开发的 AFS 快速成型机（SLS）。

　　RP 技术的巨大优点及其发展速度已引起各国政府的高度重视，国外进行快速成型技术研究的科研机构和公司很多，如美国的 3D 系统公司、Dayton 大学、麻省理工学院、斯坦福大学、Texas 大学、密歇根大学、桑地亚国家实验室、Ohio 州立大学国家实验室、挪威技术学院、日本东京大学、新加坡国立大学和南洋理工大学等。关于快速成型技术的学术会议也很多，比如 Dayton 大学从 1990 年开始每年召开的 RP 国际会议、Texas 大学召开的快速成型研讨会。在国内也分别于 1996 年在清华大学和 1998 年在西安交通大学召开了两届全国快速成型技术应用学术会议，以及 1998 年在北京召开了快速成型技术的国际学术会议。美国国家自然科学基金委员会（Advanced Research Projects Agency，AR-PA）和其他联邦委员会都投入较大资金向一些大学、公司提供资助和贷款等以推动 RP 学术研究与应用开发研究。许多大学 RP 研究课题均得到国家科学基金会（National Science Foundation，NSF）的资助；欧共体也设立过多个针对 RP 的项目计划以扩大和深化 RP 技术在欧洲的研究、开发和应用。我国早在"九五"计划中也将 RP 研究工作列为重点项目予以资助。

　　在 RP&M 技术的研究方面，国外起步较早，如美国的 3D Systems 公司、DTM 公司、Dayton 大学、斯坦福大学、麻省理工学院、德克萨斯大学、以色列 Cubital 公司、日本 CMET 公司等，其中一些公司已推出各种类型和型号的快速成型设备，并且在国际市场上占据了较大的份额。

在美国，3D Systems 公司的研究以 SL 工艺及其应用为主，SLA 系列产品具有多种型号和尺寸，同时该公司还开发成功分辨率为 300dpi 的多喷头 3D – MJM 系统；DTM 公司以 SLS 技术为主，Helisys 公司以 LOM 技术为主，都已推出相应的快速成型系统；Stratasys 公司开发了 FDM，并且该公司和 Sanders Prototype 公司推出了各自廉价的桌面系统 Genisys 3D Printer 和 Model Maker。另外，美国还有多所大学和研究机构从事 RP 新工艺、新技术的应用等多方面的研究。

日本仅次于美国，大力发展 RP 技术，主要的研究单位有：东京大学主要从事 SLA 和 LOM 技术的研究；SONY 公司属下的 D – MEC，从事 SLA 工艺研究，并推出 SCS 型设备；Mitsubishi 公司属下的 CMET 从事 SLA 工艺研究，推出 SOUP 设备，在日本已占据相当市场；Mitsui 公司属下的 MES 从事 SLA 工艺研究，推出 COLAMM 成型机。

欧洲许多研究机构和厂商也将目光瞄准这一领域，如德国 Electro – Optical System GmbH 即 EOS，主要从事 SLA 和 SLS 技术研究；瑞典 Sparx AB 公司推出 Hot Plot Rapid Prototyping 系统，类似于 Helisys 的 LOM；法国 Laser 3D 推出 RP System。

在我国，一些著名的大学和科研机构对 RP 原型设备和应用进行了广泛和深入的研究，业已取得了丰硕成果。西安交通大学在国家"九五"重点攻关项目的资助下，进行 SL 设备和光固化树脂研究，开发成功 LPS600、LPS250 系列 SL 成型机、CPS250 型光纤式快速成型机，并成功开发了性能好、成本低的新型光敏树脂。华中理工大学开发出了类似于 LOM 的"快速成型系统"（Rapid Prototyping System，RPS）；清华大学机械工程系实现了"分层实体制造"（Slicing Solid Manufacturing，SSM）工艺，相当于美国的 LOM；浙江大学在国家自然科学基金的支持下，开展光敏树脂的固化精度研究；南京航空航天大学正进行 SLS 工艺的研究；北京隆源公司的 SLS 设备于 1995 年 3 月研制成功。此外，华北大学、上海交通大学、重庆理工大学和天津大学等诸多高校也在进行 RP 工艺的深入研究。目前国内外市场上的主要的快速成型设备的名称、类别、造型尺寸和成型精度见表 1 – 12 所示。

表 1-12　快速成型设备的名称、类别、造型尺寸和成型精度

工艺方法	公司	设备	最大造型尺寸 （mm）	精度 （mm）
SL	3D Systems	SLA250/350/5000/7000	508×508×584	±0.1
	西安交通大学	LPS250/600	600×600×600	
	西安交通大学	CPS250	250×250×600	
	EOS	SterEos300/400/600	600×600×600	
	F&S	LMS	500×500×585	
	CMET	SOUP	1000×800×500	
	D-MEC	SCS	1000×800×500	
LOM	Helisys	LOM1015/2030h	1200×750×550	±0.1
	Kira	KSC-50		
	Sparx	Hot Plot		
	Singapore	ZIPPYI/Ⅱ		
SLS	DTM	Sinterstation 2000，2500	380×340×440	±0.2
EOS	EOS	EOSINT250/350	320×300×400	
FDM	Stratasys	FDM1650/2000/8000	600×500×600	±0.13
	Tsinghua	MEM250/250-Ⅱ	350×250×250	±0.2
3D-Printer	Sanders Prototype	MM-6PRO Model Maker Ⅱ		±0.15
	BPM	BPM		
	3D Systems	Actua2100	500×500×585	
	Stratasys	Genisys		

　　虽然快速成型技术已获得一定的发展，但仍处于幼年时期，多数 RP 制造系统所制造的实体模型还不能用于实际工作零件，主要是由于材料及成本方面的限制。RP 系统所面临的主要问题包括：零件精度、有限的材料种类和力学性能，其中力学性能很大程度上取决于材料的种类及其性能。与常规由金属和工业塑料制造的零件相比，RP 制造的零件较脆弱，有些材料价格昂贵。目前，研究人员正在投入精力开发快速

成型与制造研究，目的是制造一种与计算机和 CAD 系统相连、附带一个"三维印刷输出结构"的制造设备，同时提高零件材料性能，并开发出更好的塑料或金属成型材料。这种成型设备的尺寸与一台激光打印机相当，并可连到一台或几台计算机上。主要用途是为产品设计者、市场分析者、工程和制造人员快速提供可以用来讨论、分析、论证的实体模型，一旦发现设计有不当之处，即刻修正设计方案，并再次快速生成新的模型。目前，RP 技术比较明确的发展方向包括如下几个方面。

（1）金属零件的直接快速成型

目前的快速成型技术主要用于制作非金属样件，由于其强度等力学性能较差，远远不能满足工程实际需求，所以其工程化实际应用受到较大限制。从 20 世纪 90 年代初开始，探索实现金属零件直接快速制造的方法已成为 RP 技术的研究热点，国外著名的 RP 技术公司均在进行金属零件快速成型技术研究。可见，探索直接制造满足工程使用条件的金属零件的快速成型技术，将有助于快速成型技术向快速制造技术的转变，能极大地拓展其应用领域。继续研究快速制模（RT）和快速制造（RM）技术，一方面研究开发 RP 制件的表面处理技术，提高表面质量和耐久性；另一方面研究开发与注塑技术、精密铸造技术相结合的新途径和新工艺，快速经济地制造金属模具、金属零件和塑料件。

（2）概念创新与工艺改进

目前，快速成型技术的成型精度为 0.1mm 数量级，表面质量还较差，有待进一步提高。最主要的是成型零件的强度和韧性还不能完全满足工程实际需要，因此如何完善现有快速成型工艺与设备，提高零件的成型精度、强度和韧性，降低设备运行成本是十分迫切的。此外，快速成型技术与传统制造技术相结合，形成产品快速开发与制造系统也是一个重要趋势，例如快速成型技术结合精密铸造，可快速制造高质量的金属零件。另外，许多新的快速成型制造工艺正处于开发研究之中。在过去的几十年中，许多研究者开发出了十几种成型方法，基本上都基于立体平面化—离散—堆积的思路。这种方法还存在许多不足，今后有可能研究集"堆积"和"切削"于一体的快速成型方法，即 RP 与 CNC 机床和其他传统的加工方式相结合，以提高制件的性能和精度，降低生产成本。还可能从 RP 原理延伸而产生一些新的快速成型工艺方法。

（3）数据优化处理及分层方式的演变

快速成型数据处理技术主要包括将三维 CAD 模型转存为 STL 格式文件和利用专用 RP 软件进行平面切片分层。由于 STL 格式文件的固有缺陷，会造成零件精度降低；此外，由于平面分层所造成的台阶效应，也降低了零件的表面质量和成型精度。优化数据处理技术可提高快速成型精度和表面质量。目前，正在开发的新的模型切片方法，将会带来分层方式的演变，如基于特征的 CAD 原始数据模型直接切片分层法、曲面分层法及三维分层法等，可减少数据处理量以及由 STL 格式转换过程而产生的数据缺陷和轮廓失真。

（4）快速成型设备的专用化和大型化

不同行业、不同应用场合对快速成型设备有一定的共性要求，也有较大的个性要求。如医院受环境和工作条件的限制，外科大夫希望设备体积小、噪声小，因此开发专门针对医院使用的便携式快速成型设备将很有市场潜力。另外，汽车行业的大型覆盖件尺寸多在 1m 左右及以上，因此研制大型的快速成型设备也是很有必要的。在大型化方面，日本东京大学做了较多的工作，我国清华大学也自主开发了大型 RP 设备，其 SSM – 1600 成型尺寸已达 1600mm × 800mm × 750mm，为当前世界之最。

（5）开发性能优越的成型材料

RP 技术的进步依赖于新型快速成型材料的开发和新设备的研制。发展全新的 RP 材料，特别是复合材料，如纳米材料、非均质材料、其他传统方法难以制作的复合材料，已是当前 RP 成型材料研究的热点。目前，国外 RP 技术的研究重点是 RP 成型材料的研究开发及其应用，美国许多大学里进行 RP 技术研究的科技人员多数来自材料和化工专业。3D Systems 公司在其 Users Group Conference 年报上发表的文章称，该公司已研制出一种新型的用于 SLS 工艺的 DuraForm AF 塑料，该塑料是一种类铝工程复合塑料，具有铝材的外观、尼龙的良好的制品最终表面和性能以及工程化合物出色的硬度，是制作空气动力模型、夹具和固定设备、家庭用具、铸造模型等的理想材料。该材料还可以重复利用并且不影响其性能，最大限度地减少了材料浪费。

（6）成型材料系列化、标准化

目前快速成型材料大部分是由各设备制造商单独提供，不同厂家的材料通用性很差，而且材料成型性能并不理想，阻碍了快速成型技术的发展。因此开发性能优良的专用快速成型材料，并使其系列化、标准化，将极大地促进快速成型技术的发展。另外，应研究开发成本低、易成型、变形小、强度高、耐久及无污染的成型材料；将现有的材料，特别是功能材料进行改造或预处理，使之适合 RP 技术的工艺要求，从 RP 特点出发，结合各种应用要求，发展全新的 RP 材料，特别是复合材料，例如纳米材料、非均质材料、其他方法难以制作的复合材料等。降低 RP 材料的成本，发展新的更便宜的材料。

（7）喷射成型技术的广泛应用

喷射成型技术在所有的 RP 成型技术中更加受到重视。由于材料应用广泛，运行成本降低，容易将材料与原型成型结合起来，因此喷射成型技术的广泛应用已成快速成型与快速模具制造技术及其应用为快速成型技术发展的重要趋势。无论从市场销售情况统计，还是从成型设备和工艺的研究开发来看，喷射成型技术都表现出十分强劲的发展势头。目前，喷射成型技术面临的主要难题是喷射速度较低，从而降低了成型效率和成型速度，这也是 RP 研究人员正致力解决的问题。

（8）梯度功能材料的应用

特殊功能材料成型在生产生活中发挥着越来越重要的作用，而且快速成型技术几乎是制造特殊功能材料的唯一途径。利用逐层制造的优点，探索制造具有功能梯度、综合性能优良、特殊复杂结构的零件，也是一个新的发展方向。如快速成型用于梯度功能材料，可以制造出具有特定电、磁学性能（如超导体、磁存储介质），满足实际需要的产品。

（9）组织工程材料快速成型

生物医学工程在 21 世纪将成为继信息产业后最重要的科学研究和经济增长热点，其中生命体的人工合成和人体器官的人工替代成为目前全球瞩目的科学前沿。但生命体中的细胞载体框架结构是一种特殊的结构，从制造科学的角度来讲，它是由纳米级材料构成的极其精细的复杂非均质多孔结构，是传统制造技术无法完成的结构，而快速成型制造技术是能够很好地完成此种特殊制造的技术，这是由于 RP 技术是依据离散/堆积成型原理的制造技术，在计算机的管理与控制下，精确地堆积材料以保证成型件（细胞载体框架结构）的正确拓扑关系、强度及表面质量等。

用于治疗学和康复工程的生物实体模型（Biomodel）的快速制造是快速成型领域研究的热点问题之一。组织工程材料快速成型研究由初级的体外模型到中级的植入体，再到高级的人体器官三个研究阶段组成。

（10）开发新的成型能源

前述的主流成型技术中，SLA、LOM 和 SLS 均以激光作为能源，而激光系统（包括激光器、冷却器、电源和外光路）的价格及维护费用昂贵，致使成型件的成本较高，于是许多 RP 研究集中于新成型能源的开发。目前已有采用半导体激光器、紫外线灯等低廉能源代替昂贵激光器的 RP 系统，也有相当多的系统不采用激光器而通过加热成型材料堆积出成型件。

（11）拓展新的应用领域

快速成型技术的应用范围正在逐渐扩大，这也促进了快速成型技术的发展。目前快速成型技术在医学、医疗领域的应用，正在引起人们的极大关注，许多科研人员也正在进行相关的技术研究。此外，快速成型技术结合逆向（反求）工程，实现古陶瓷、古文物的复制，也是一个新的应用领域。

（12）集成化

生物科学、信息科学、纳米科学、制造科学和管理科学是 21 世纪的五个主流科学，与其相关的五大技术及其产业将改变世界，制造科学与其他科学交叉是其发展趋势。RP 技术与生物科学交叉的生物制造、与信息科学交叉的远程制造、与纳米科学交叉的微机电系统都为 RP 技术提供了发展空间。并行工程、虚拟技术、快速模具、反求工程、快速成型、网络相结合而组成的快速反应集成制造系统，将为 RP 技术的发展提供有力的技术支持。

1.2　快速成型（RP）技术的医疗应用

生物制造技术是一个广泛的研究领域，不但涉及传统的生物技术产业，如医药、农业、能源等领域，还包括目前生物医学工程的技术扩展。特别是随着电子学、材料学、工程科学等现代自然科学和工程技术科学的不断发展，从多角度多层次对人体结构、功能及生命现象进行了深入的探索和研究，并在诸多方面，比如医学图像处理、医学信号检测、人工器官制备及仿生制造等领域有了新的进展和突破。有学者预测：虽然 RP 技术最初出现在机械行业，但它最激动人心的应用在医学领域。

由于 RP 技术可直接从三维 CAD 模型建立非常复杂的物理模型原型和零部件，因此运用 RP 技术可通过高分辨率的医学图像数据（如螺旋 CT 或 MRI）来制造尺寸准确的人体解剖模型。RP 技术医疗应用主要集中在以下方面：外科手术计划和评估、医务人员和患者之间的交流、个体适配化假体的设计与制造。下面逐一进行展开。

（1）制作诊断与手术策划模型，提高形态诊断可靠性

据报道，由激光快速成型装置生成的骨骼模型，其精度主要取决于供给它的 CT 片的精度。对于骨骼模型所做的试验表明，其误差一般小于 0.2%。对头颅中的骨骼来说，其线尺寸误差一般小于 ±1mm，这种精度对外科手术来说已经完全能满足要求。用激光快速成型装置生成病人骨骼模型后，可以使医生对将要进行手术的病人骨骼形态有正确而直观的了解。

生物模型即通过获取生物结构的几何形态的数据，经计算机处理生成可在快速成型机上加工的特定轮廓数据，然后制造出生物结构模型，它在外科手术上实现了真实的虚拟。通过 RP 技术制作的精确解剖模型为诊断和治疗提供了直观、能触摸的信息记录。其易于测量，利于深入研究，从而使手术操作者之间、放射科医生和外科医生之间、医生和病人之间的交流更方便。并且这些模型常常能显示出一些隐藏信息，从而导致手术计划的改变。

虽然有学者通过全息成像和蒙皮显示技术可以生成三维模型，但通过 RP 技术制作的精确解剖模型为诊断和治疗提供了更直观、能触摸的信息记录，且易于测量，利于深入研究，使交流更方便。对于复杂的手术，RP 模型为实际手术前的模拟外科手术提供了练习对象，对保障手术治疗效果和降低手术风险具有积极意义，国外有些医院直接把快速成型机作为诊断设备与 CT 相连，在为患者提供 CT 图片的同时或稍后，可提供相应部位的 RP 实体模型。RP 模型并不局限于骨骼模型的制作，对于任何内脏及肿瘤均可提供实物模型。

Stoker 等 1992 年第一次应用 SLA 模型于外科手术计划。该名患者患有腭裂，变形程度较大，因此在施行矫形手术前建立一种塑料模型十

分必要。基于 CT 断层图像的 SLA 模型，可以像显示外部结构一样显示其内部结构，并且可显示倒凹结构。这样 SLA 模型允许外科医生计划手术，并在第一时间预见手术的效果（见图 1 –10）。

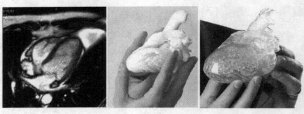

图 1 –10　从医学图像到 RP 模型

彩色光固化法（Color stereolithography）的出现进一步验证了 RP 技术在该方面的优势。彩色光固化法是一种特殊的光固化法，它是利用不同固化程度的工艺使树脂原型显示出深浅不同的颜色。该技术对于肿瘤及其相关病灶区域的直观表达具有明显优势，如存在于骨骼内部的肿瘤可透过"骨骼"观察到；在复杂的颌骨手术准备中，外科医生将可以很容易地确定牙齿位置，及对存在于上下颌中的牙根部位进行观察等（见图 1 –11）。

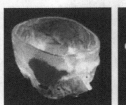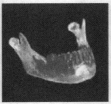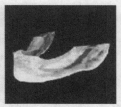

图 1 –11　彩色光固化法原型实例

生物模型为医生和病人提供了一个很好的交流工具，可准确传递医生的手术意图，使患者更好地配合其完成高难度的手术。总之，生物模型改进了现代医疗诊断和外科手术水平，缩短了手术时间，节约了手术费用；与过去的三维计算机模型相比，更直观，更准确，更具人性化。

（2）可用于医生与患者之间的讨论、演示和教育

借助于病人骨骼的模型，医生可以很形象生动地与其他医生或患者来描述将要进行的手术过程，使患者对手术有一个清楚的认识，从而采取积极的配合态度。这种方法在新的手术技巧演示和推广中，特别有意义。

（3）有利于对特殊病例进行讨论

对比较复杂的特殊病例，借助于病人骨骼模型可进行更具体、直观的病例讨论，从而确定出更为合理的手术方案。

Mcgurk 等探讨了在手术前用一个 SLA 产品模型观察，来考察进行手术的可能性。他设计的两例需要下颌骨矫形手术的病例，每一个病例的面颅骨 SLA 模型制造出来，可预先设计准确的矫形方案来引导手术，同时进行相关器械的准备。James 等报道了 RP 技术在颧骨发育不全中的应用，从 SLA 模型预先得到骨缺损的信息，优化植入物结构，并可估计移植骨量。

（4）可用来进行试手术

在口腔颌面外科中，由于骨骼形态及关系较复杂，周围重要的组织及器官也多，手术中稍有失误便可能伤及其他骨骼或组织。对于解剖关系特别复杂的病例，为减少手术风险，可在术前先用制作好的与患者骨缺损一致的人工骨骼来进行手术场景的模拟。尤其是用透明聚合物来制造的患者骨骼模型，可清楚地看出各种内部组织的确切位置及大小，从而可以策划出在手术中该如何避开各重要器官及避免伤及其他组织。另外，如果制造多个模型，通过试手术，医生还可以比较分析各种不同手术方案的优劣以进一步提高手术的成功率。

（5）用作标本资料

将各种病变的骨骼模型收集起来，就是一种非常重要的标本资料，可用来进行解剖学研究、病例分析等，并为以后类似病例的手术治疗提供参考资料。

（6）用来观察手术效果

如果将病人手术前及手术一段时间后的骨骼都制成立体模型，医生就可更加直观地评价、分析诸如整形手术、正颌手术等的手术效果，并积累有关的资料。如果将病人面部软组织的模型也制造出来，则病人在手术前的面部形态就可准确地保留下来。通过和手术后的面部形态进行比较，医生就能更方便地对手术效果进行预测和评价。

（7）在自体骨移植中的应用

病人骨骼模型对自体骨移植也有非常重要的意义。当病人的颌面部骨有缺损，用他处骨来修补时，移植骨的大小及形态必须和原有的骨缺损区相密合。而借助于病人的骨骼模型，在手术前就能寻找到合适的移植骨。

（8）用于制造人工颌骨网托

病人的下颌骨模型还可用来根据病人下颌骨具体形态和大小制作人工颌骨网托。首先加工出病人的下颌骨模型（如有需要可进行适当的修补），再在颌骨模型外涂一层特殊材料制成的浆，并使其固化成型。再通过加热使聚合物模型熔化，去掉熔化后的聚合物即可得到人工颌骨网托。

（9）用于个体适配化的假体设计与制造

用病人的骨骼模型作为铸造用的模子，即可用铸造方法加工出和病人骨骼形态及大小相对应的人工假体。对于病人骨缺损等情况，采用熔模铸造方法，可加工出与病人骨缺损情况相匹配的人工假体。

RP 原型可以作为手术前制作假体的母模或直接作为移植假体。对患者病灶区域进行螺旋 CT 扫描后，作三维重建，对其重要参数作出测量，并在 CAD 软件中对其进行再设计，最后将所要加工部分分离，直接生成快速成型加工所需要的 STL 文件，由 RP 系统完成制作，从而使制作的假体更符合患者的实际情况，具有更高的精确度。RP 模型为实际手术前的模拟外科手术提供了练习对象，对保障手术治疗效果和降低手术风险具有积极意义。图 1-12 分别为病人的脑颅和颅骨局部术前模型图。

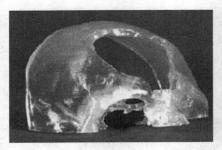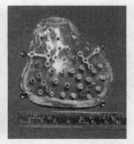

图 1-12　医用 RP 原型

（10）组织工程中的应用

20 世纪 90 年代以来，有些国外学者提出了基于 DNA 的仿生制造模式，即根据人工控制生长单元体内的遗传信息，直接生长出任何人类所需要的组织和器官。这种方法不但存在许多理论和关键技术尚未得到有效解决问题，单就其建立在生物自然生长基础上的漫长制造周期，也无法满足人类日益增长的需要。采用 RP 技术可迅速制造出由生物活性材料组成的个性化人工支架，然后在支架上复合生物生长因子，再按仿生制造的方式完成人工组织的体外预培养。此法结合了工程制造和生物生长制造的优点，实用性更强。随着相关技术的完善，RP 技术将在组织工程中扮演重要角色。以人体骨骼为例，据统计，骨移植手术，尤其是骨病变和骨创伤造成的人体大段骨缺损修复术，已成为临床上仅次于输血的组织移植手术。

人类在探索人工骨替代物的发展史上，已经历如下几个大的发展历程，如 18 世纪以木、麻、象牙及贵金属等天然材料作为骨替代材料；19 世纪随着冶金技术的发展，开始采用金、纯银、铂等贵金属作为修复材料；20 世纪中叶开始采用钴铬铝合金、钛及钛合金等制备金属骨；近年随着材料科学、组织工程以及细胞培养技术的发展，开始了生物骨的制备。

目前，临床上骨缺损修复所用的多是金属骨或生物陶瓷骨为主要材料的人工植入假体。金属材料中，纯钛是生物相容性最好的惰性材料之一，但纯钛强度较低且难以加工，实际使用中常用钛合金代替纯钛，如 Ti_6Al_4V。以临床上的人工膝关节假体为例，其手术主要采用人工全膝关节置换术（Total Knee Arthroplasty，TKA）。目前在治疗严重类风湿性关节炎和骨性关节炎的临床案例中已取得良好效果，得到了医学界的认可和接受。然而，金属骨存在有术后与自身骨无法长合且易发生松动的隐患，加之缺乏生物活性和生物相容性，使其应用受到影响。除金属骨外，近年来医学界已研制开发出多种骨修复材料，然而这些材料在临床应用上都由于各自的缺陷而受到一定的限制，尤其是对于植入骨内部支架结构的研究与制备，更是处于探索阶段。常用的骨修复材料及其各自的优缺点如图 1–13 所示。

除金属骨以外，近 20 多年来医学界已研制和开发出了多种骨修复材料，其中已用于临床和未来有望用于临床的骨移植替代物有自体骨、异体骨、异种骨、骨填充材料、人工骨等，然而这些材料在临床应用上都由于各自的缺陷而受到一定的限制。

骨替代物的制造是 RP 在医学领域内最具活力的应用方向。RP 最大的优势在于它能快速准确地制作出骨骼的三维模型，因此只有在定制化人工骨的制造中才能最大限度地发挥其优势。由于骨替代材料的种类

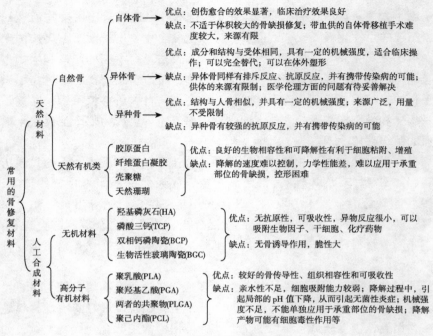

图 1-13 常用的骨修复材料

很多，导致骨替代物的快速成型工艺的类型也很多，各种常见的 RP 技术几乎全部被用于骨替代材料的快速成型。

在目前的人工骨支架制备领域，许多学者采用不同的设计方法、工艺及不同材料制作出了具有不同形态微观通道的人工支架。从制作方法看，包括传统的成孔剂析孔法、发泡成孔法、热致相分离法、纤维编织法、挤出成型法和压印成型法，以及稍后发展的溶解消失铸型法、微粒过滤法、现场聚合法和快速原型法等。在对制造工艺的探索中，人们逐步认识到 RP 在制造人工支架中的优势，因此近年来在这方面的研究极为活跃。从支架材料看，有生物活性材料（如 CPC、PLA 和 PCL 等）和具有优良生物相容性的惰性材料（如多孔聚合物和由钛丝编织的人工支架）等。惰性材料虽不可降解，但由于有高的强度，因此可以更多地从有利于细胞附着和生长的角度进行设计。惰性材料另一个优点是它没有因降解而导致的坍塌对新生骨组织的破坏。惰性材料的主要缺点是无法实现骨改建，缺乏细胞识别信号，不利于细胞特异性黏附及特异基因的激活。从孔洞形状看，截面有三角形、矩形、多边形以及圆形等，孔的排列有立方格、4 面体和 6 边形（蜂窝状）等。从设计方法来看，过去主要利用传统的 CAD 进行设计，目前已有不少学者提出新的人工支架的设计方法，如等降解率设计理论等。

　　Hollister 提出了基于图像的优化设计方法。他罗列出影响优化目标函数的参数：孔径、孔隙率、孔型、导通性、材料表面性状、支架渗透率和支架硬度，根据均质理论利用 MATLAB 中的优化计算工具计算出微孔洞的尺寸参数，然后通过 UG（Unigraphics）设计支架结构。利用蜡成型制造多孔支架的铸造型腔（支架负型），然后在蜡型里注入浆状 CPC，干燥后加热去除蜡型，并经焙烧提高强度（收缩 27%）。图 1－14是其人工支架的设计与制造过程。

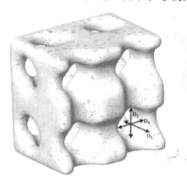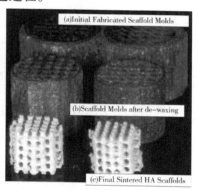

图 1－14　Hollister 设计和制作的人工支架

　　美国 Dayton 大学采用 LOM 技术应用羟基磷灰石（Hydroxyapatite，HA）/玻璃纤维制造人工骨骼基体。Michigan 大学机械学院采用 SL 技术将 HA 粉末与紫外光可固化的丙烯酯单体混合液制造骨替代物，有些科研人员也正在应用快速成型方法中的 SLS，采用羟基磷灰石陶瓷作粉末材料直接制造能移植的骨骼。MIT 的研究人员利用 3DP 制造具有微观结构和药物缓释体的人造植入体，该校的 Michael Cima 教授研究用该法制造金属陶瓷植入体。美国德州大学健康中心的 Bill Rogers 采用 SLS 制造钛－HA 复合植入体。

　　医学界一直在努力解决人工骨的材料、制造、植入和再生等方面的问题，但由于人工骨的特殊结构，制造手段与技术还远远不能满足医学的要求，目前这些存在于人工骨制造中的重要问题仍没有得到很好的解决；目前医学上的研究主要集中在植入骨的生物特性研究上，具体细节将在下一节进行描述。

1.3 人工生物活性骨中RP技术应用现状

骨组织工程的关键要素之一是人工骨的内部具有空间支架结构，这种结构已成为生物活性骨植入后细胞增殖、血管长入以及降解机理的重要指标。同时，支架也影响着所接种细胞的分布、增殖及新组织的形成。以往传统的各类制造多孔支架的方法，多由于缺乏对多孔结构的有效控制而在应用中受到限制。近年来，快速成型技术发展迅速，并成功应用于组织工程支架的制造，实现了组织工程支架内部多孔结构与复杂外形的精确控制，从而使得构建理想的组织工程化结构体成为可能。

1.3.1 人工生物活性骨的内部微细结构要求

骨科研究认为，人工骨中如果含有骨形态发生蛋白（Bone Morphogenetic Protein，BMP）的诱导，能有效地实现人工骨的降解和活性生长（复合 BMP 种植体比未复合 BMP 种植体成骨要早成熟 1~2 月）。对于大段人工骨，骨生长因子从外界浸入内部需要很长的时间，这势必影响到人工骨的制造速度和应用可行性。如果人工骨中能制造出模拟真实骨骼内部组织的微孔洞结构，再复合进骨生长因子，就能使人工骨很快与人体微循环组织连通，有效加快骨组织的生长，从而修复骨组织损伤。此外，具有生物降解性的人工器官能被人体完全降解，最终实现被替代器官的正常生理功能。而 RP 技术正是迎合了这种需求，它可以根据原有器官的 CT、MRI 数据，为生物因子提供依附框架，缩短制造生物活性器官的周期；同时，内部微细结构的再现，一面保留了原始的空隙及空隙度，有利于组织液的渗透和细胞及生长因子的长入，使替代器官具有更好的生物特性，另一方面，由生物可降解性材料制成的框架结构，又不会产生生物的排异现象。

新兴的骨组织工程学将有助于解决植入骨的活化问题。和其他组织的组织工程研究原理和方法一样，骨组织工程的研究主要也是集中在种子细胞、材料和骨组织构建三个步骤，具体如表 1–13 所示。

表 1-13　骨组织工程构建的三个关键步骤

步骤	步骤一	步骤二	步骤三
必要性	扩增细胞达足够数量	细胞诱导分化	维持分化表型以形成具有特定形态功能的组织
方法	常规培养器培养	优化设计三维骨架结构及其表面性质	采用培养系统提供稳定的生长环境条件

　　人工骨骼的制造除了制造骨骼的宏观外形结构外，骨骼的内部微细结构的制造也是一个非常重要的问题。骨骼作为一种有生命的器官，它的内部是由相互导通的微孔洞组成，人体的毛细血管通过这些小孔进入骨组织内部，给骨细胞输送养料，完成代谢过程。当骨发生损伤时，在这类微细结构和体内的活性物质的帮助下，骨骼可以进行自我愈合。相反，如果没有这些微结构的辅助作用，能够成活的仅是存在于靠近植入交界区、能够从周围组织获得营养物质的部分骨细胞，而大部分骨细胞会因没有充足的营养引发自溶性坏死，从而使骨骼失去活性。只有通过哈佛管、浮克曼管和骨小管这些骨骼内部微观管道，人工骨的最内层细胞才能获得营养物质。因此，骨骼的制造不仅要考虑外形的制造，还必须考虑内部微结构的制造。

　　由于 RP 技术是由 CAD 数据直接驱动激光束或喷头进行三维实体的成型而无须任何刀具、工装夹具等生产工艺，因此对于制造以复杂表面和内腔为主的人体骨骼具有独特的优越性。此外，由于成型材料选择范围广泛，也为实现人工骨内部空间支架的制备提供了一个有效手段。采用 RP 技术，在制造出各种孔隙率的组织工程支架时，实现对支架内部多孔结构的精确控制，从而构建出理想的组织工程化结构体。

　　其中，多孔性生物可降解支架材料的选择和制备是组织工程技术成功运用的关键，在这一步骤的实施中，强调三维多孔结构的意义具体表现在：

　　（1）可以为新骨组织长入提供通道和容纳场所；

　　（2）多孔结构形成了材料实体中的三维空间，增大了材料与受植区组织器官的界面，有利于加速界面结合的反应过程；

　　（3）用简单复合方法植入人体的骨形态发生蛋白（Bone Morphogenetic Protein，BMP）在体内扩散太快，易被蛋白酶分解，因而不能在有效的时间内作用更多的靶细胞，其诱导成骨作用难以充分发挥，而三维多孔结构为携载 BMP 提供了空间条件；

（4）内连孔有利于长入材料深部的血管彼此相通，以保证材料深部组织的营养供应；

（5）除材料与受植床的结合外，多孔结构还有利于机体骨组织的长入形成机械性内锁，增强植入材料的结合，为固位创造条件。

然而从制造科学的角度来讲，这种细胞载体框架是一种由纳米级材料构成的极其精细复杂的非均质多孔结构，利用传统的制造技术较难完成。

理想的人工骨复合材料应该具有良好的生物相容性和生物可降解性，并能够促进新骨细胞的生成。目前制造具有一定生物活性的骨骼，多是通过使用生物材料如羟基磷灰石（Hydroxyapatite，HA）、磷酸三钙（Tricalcium Phosphate，TCP）等，利用材料本身的多孔性来模拟骨骼内部组织的微孔洞。由于此类材料性质与骨组织相似，生物相容性良好，具有一定的传导成骨能力，并能在体内进行生物降解，因此得到广泛的研究与应用。但是，由于 TCP 一般呈颗粒状，在缺损骨组织部位很难成型，因此其应用有一定的局限性；而 HA 材料孔洞的大小、形状及分布都不能很好地再现骨组织微细结构的特点，且其导通率难以保证，严重影响到人工骨中血液和营养物质的循环、代谢。此外，对于大段人工骨，若其所复合的 BMP 仅靠从外向内浸入的方式来实现生物活性因子的扩散，则需要相当长的时间，这势必影响到人工骨的降解速度和应用可行性。

如果人工骨中能制造出模拟真实骨骼内部组织的微孔洞结构，再复合进骨生长因子，就能使人工骨较快地与人体微循环组织相连通，有效加快骨组织的生长，从而有利于修复骨组织损伤。

因此，从上述医学的角度看，人工骨应满足以下几方面的要求：

（1）外形结构要与被替代骨骼一致，以利于保持与原有其他组织的匹配；

（2）人工骨内部要有仿生的微结构，以利于组织液的渗透、便于传输营养物质和骨细胞长入材料深部；

（3）内部微结构中，要含有大量的骨生长因子，以加速骨组织生长；

（4）制备人工骨的材料要有可降解性，可以逐渐被人体再生骨组织所替代。

在人工骨制造过程中，如何通过适当的工艺制作出骨骼内部组织的微孔洞结构，并且及时将骨生长因子复合到人工骨的微孔中，是保证人工骨生物活性的关键所在，用传统制造方法很难或根本无法达到这一要求。

1.3.2 三维多孔生物支架结构的制备现状

在骨组织工程中，除采用脱蛋白骨和脱钙骨经烧结等工艺来制备生物衍生骨支架材料以外，目前制备多孔支架结构常见的方法还有：颗粒沥滤法、强化聚合物纤维编织法、发泡法、粉末烧结法、相分离法、溶液浇铸法、熔化成型法、薄膜叠片法、热致凝胶化和聚合物微球聚集等方法，表1-14列举了具有典型代表性的多孔支架结构的制备方法及各自的特点。其中应用较为广泛的是利用高分子聚合物来制备可植入人工骨，并同时复合入活体成骨细胞和骨生长因子，使之成为生物活性骨。

表1-14 几种常见的多孔支架结构的制备方法及其优缺点

名称	工艺过程	研制部门	优点	缺点
熔铸颗粒沥取法	将 PLLA、PGA、PLGA 等聚合物溶解在有机溶剂中，然后将溶液浇铸到充满致孔剂微球或乳珠（如盐、糖或蜡状烃等）的皮氏培养皿上。待溶剂挥发后，将混合物在水（或烃溶剂）中沥滤48小时，去掉致孔剂后得到高孔隙率的聚合物支架（孔隙率 > 70%；孔径 > 100μm）	国外：美国休斯敦 Rice 大学，德克萨斯州大学，荷兰 Isotis 公司；国内：中科院化学研究所，浙江大学	通过改变致孔剂大小和致孔剂及聚合物比例来调节微孔结构	①有机溶剂限制了生物活性物质加载；②残留有机溶剂对细胞粘附、生长因子等具有影响；③孔径、孔隙率控制不精确；④溶解、水洗、浸泡及去除制孔剂等过程延长了材料准备时间

续表

名称	工艺过程	研制部门	优点	缺点
发泡法	（一）高压气体发泡技术。对一定形状的 PGA、PLLA 或 PLGA 进行高压处理（5.5MPa，CO_2，48 小时），然后将压力快速下降，使聚合物中形成气穴。（二）气体产泡 + 粒子滤取。首先是将碳酸氢铵加入到聚合物溶液中，浇铸成型，待溶剂挥发后脱模并进行热水浴干燥，碳酸氢铵的升华与微粒浸析同时进行。这种方法不会引起或出现真空干燥时材料表面形成无渗透孔外壳的情况（孔隙率 > 90%；孔径 > 100μm）	国外：美国马萨诸塞州工学院、密歇根大学，瑞士巴塞尔大学医院，日本东京大学；国内：四川大学生物工程中心	①无须滤除过程；②避免了使用有机溶剂	①所形成的泡沫中的孔间大多数属于非连通；②微孔结构不易控制且常形成封闭气孔
强化聚合物纤维编织	PGA 短纤维黏接技术（直径十几 μm）。方法一：先将 PGA 纤维在 PLLA 溶液中沉浸，溶剂蒸发后形成二者复合物，随后加热使 PLLA 首先熔化并形成空位，未熔化的 PGA 纤维填满了空位，形成维持纤维空间排列结构的织物；方法二：用氯仿将 PLLA 或 PLGA 溶解，然后直接将其喷射到 PGA 纤维上。PGA 只有很少部分可溶解在氯仿中，蒸发掉溶剂后，PGA 纤维在其相交处由 PLLA 或 PLGA 黏结起来形成织物（孔隙率 > 80%；孔径 < 200μm）	国外：美国密歇根大学、俄亥俄州立大学；国内：天津大学，第三军医大学附属西南医院骨科	①工艺相对简单；②高孔隙率，表面积大，有利于细胞的黏附和养分的扩散，故对细胞存活和生长有利	①有机溶剂对细胞的毒副作用；②力学性能差，易受外力作用而变形；③微孔大小不均匀，随机性大

名称	工艺过程	研制部门	优点	缺点
聚合物微球聚集	将 PLGA 与明胶粉末混合物放在四氟乙烯模具中,将模具加热到玻璃化温度,加压使 PLGA 和明胶粒子结合。冷却后放入水中,明胶粒子溶解后得到 PLGA 支架 (孔隙率 95%;孔径 100 ~ 600μm)	国外:英国牛津大学; 国内:天津大学	①无有机溶剂; ②微粒可包裹生长因子进行可控释放	①仍然需要依靠改变粒子大小来进行孔隙率的调节;②强度较差
热致凝胶化	将纤维蛋白单体在凝血酶作用下聚合成立体网状结构的纤维蛋白凝胶来制备细胞载体支架材料,纳米级纤维基质由聚合物溶液经过热致凝胶化、溶剂交换和冷冻干燥过程来进行制备 (孔隙率 98.5%;孔径 50 ~ 500μm)	国内:清华大学材料科学与工程系	① 高孔隙率; ②独立孔隙率和孔径; ③良好的生物相容性	①胶原和纤维蛋白凝胶缺乏机械强度;②大量获取困难;③降解时间难以控制等;④操作复杂,对实验条件要求较高
乳化冷冻干燥法	先将 PLGA 溶解在有机溶剂中,加入蒸馏水(也有同时加入 HA 纳米粒子)形成乳状液,然后浇铸到模具中,置于液氮中进行冷冻干燥,去除被分散的水分和有机聚合物溶剂后得到多孔复合物 (孔隙率 95%;孔径 10 ~ 35μm)	国外:日本东京大学; 国内:四川大学	① 工艺简单; ②高孔隙率和连通性	①受限于所形成乳剂的稳定性,易造成无机相在有机基体间难以均匀分散或粒子团聚等缺陷;②获得的孔径尺寸过小,不利于骨组织长入
相分离	包括液—液相分离和液—固相分离技术。聚合物溶液发生液—液相分离,使其中一相富含聚合物,随后冷冻干燥,使溶剂挥发完全,即获得多孔的聚合物网架结构 (孔隙率 > 90%;孔径 < 100μm)	国外:韩国 Sungkyunkwan 大学; 国内:清华大学材料科学与工程系	① 高孔隙率; ②允许加入活性因子	①缺乏对微结构的控制,并受限于孔径尺寸;②获得的孔径尺寸过小;③残留溶剂的影响

续表

名称	工艺过程	研制部门	优点	缺点
粉末烧结	沉淀法和固相反应法制备 β - Ca_3（PO_4）$_2$ 粉末以及制备多孔 β - TCP 生物降解陶瓷的发泡法，具体是以超微 TCP 粉末为原料，加入高温黏结剂，利用发泡法制备工艺制成多孔陶瓷（密度 1.2g/cm³；抗压强度 15MPa；孔隙率 49.9%）	国外：美国 rice 大学；国内：武汉工业大学	①工艺相对简单；②强度高，表面和内部均由支架承力	①原始颗粒一般为 1μm 以下，颗粒间仅通过接触面相连；②100μm 以上大孔是依靠发泡时气泡作用形成，形状不可控；③不能嵌入细胞或生物活性物质

*注：PLLA——Poly - L - Lactide，聚左旋乳酸；PGA——polygitcolic acid，聚乙醇酸（或聚羟基乙酸）；PLGA——Polylactidgitcolic Acid，聚乳酸 - 乙醇酸。

综上所述，目前所制备的多孔支架的结构形态主要有致孔剂制备的海绵状支架、编织纤维状支架和沥滤法制备的多孔支架三种形式（见图 1 – 15）。

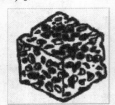 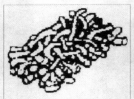 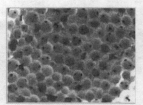

(a)发泡法制备的海绵状结构　　(b)非编织网状织物　　(c)颗粒沥滤法制备的支架结构

图 1 – 15　三种典型的人工骨支架结构

采用上述方法来制备三维多孔支架结构，会在以下几个方面存在不同程度的缺陷：

①高温条件下的制备工艺会损害分子稳定性（如粉末烧结法）；

②内孔不可控，不能保证完全导通的孔道结构（如发泡法）；

③有机溶剂残留会破坏细胞及影响到活性因子的活性（如颗粒沥滤法和发泡法）；

④因聚合物溶液流动以及黏合剂的黏滞性限制，易导致部分颗粒被包裹，而使得开孔率下降，因此不利于细胞向支架深部移行及营养、代谢产物交换；由于聚合物溶液与颗粒的密度不同，而出现颗粒沉淀，造成空隙结构上密下疏的现象，从而难以制作大型稳定的支架（如颗粒沥滤法）；

⑤杂乱无章的交错结构,不能有效地进行控制(如纤维编织法)。

另外,单纯从支架结构制作工艺方面考虑,这些方法普遍存在以下问题:

①难以成型 $200\mu m$ 以上的可控孔隙结构;

②孔洞的大小、形状及分布都不能很好地再现骨组织微观结构的特点,且其导通性也难以保证;

③孔隙分布不均匀,不利于成骨细胞附着、增殖和移行。

在众多的人工骨支架结构的制备中,能够用于人工骨制备的工艺主要可分为固相法、液相法、气相法及固—气相法四类,具体工艺以及原料如表 1-15 所示。其中以利用 FDM 和 3DP 的工艺原理来进行高分子聚合物支架结构的制备方法较为常见,如图 1-16 所示。

表 1-15 几种制备人工骨的快速成型制造工艺

类型	工艺	原料
固相法	LOM(分层实体制造)	薄片材料(如陶瓷薄片)
	FDM(熔融沉积成型)	丝状热塑性材料或陶瓷与黏接剂的混合材料
	SLS(选择激光烧结)	粉末材料,如陶瓷粉末
	3DP(三维印刷)	粉末材料 + 黏接剂
液相法	SLA(光固化成型)	光敏固化高分子材料(+固化粉末)
气相法	CVD(化学气相沉积)	气体
固—气相法	SLS(选区反应烧结)	激光 + 气体 + 粉末材料

在采用 3DP 的工艺中,具有典型代表性的方法有:瑞士联邦工学院的 E. Charrière 等人采用 inkjet 技术,用热塑性材料制备了宏观支架结构,并填充浆状的 HA 水泥材料,再通过铸造的办法来融化负型支架并使 HA 水泥固化成型(见图 1-17);德国 Albert-Ludwigs 大学 Rüdiger Landers 等人利用 3DP 工艺制作硅树脂支架结构;葡萄牙 Minho 大学 Salgado A. J. 等利用 3DP 工艺原理成型出淀粉基聚合物支架,并进行了人成骨细胞的培养;美国新泽西州 Therics 医疗器械公司利用 3DP 技术,开发了一种称作"Theriform"的工艺,具体是将平均直径为 $40\mu m$ 的 HA 颗粒铺在工作台上,用聚丙烯酸作为胶合剂,在铺好的粉末上有选择地进行喷射黏接成型(见图 1-18)。

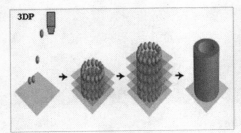 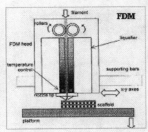

图 1-16　变压器油击穿场强与击穿时延的关系

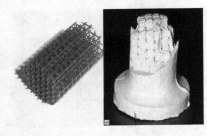

图 1-17　融铸负型法制备的 HA 支架

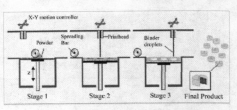

图 1-18　Theriform 工艺原理图

在采用 FDM 的工艺中，具有典型代表性的方法有：美国 Michigan 大学 Taboas J. M. 等人采用 Solidscape 公司 MM2 喷蜡机制作出支架铸件，然后选用 PLA 和陶瓷的复合材料作为支架材料，通过烧结工艺来制备可控孔隙率和孔径的微孔结构支架（图 1-19（a））；美国 Oklaho-ma 大学 Manuela E. G. 等人利用挤压工艺制备出乙烯醇与淀粉的混合物支架结构（图 1-19（b））；美国华盛顿州立大学的 Kalita S. J. 等人则利用 FDM 工艺制作出聚丙烯 - 磷酸三钙（PP - TCP）支架结构（见图 1-19（c））；新加坡国立大学生物工程实验室 Zein I. 等人利用 FDM 原理制作 PCL 支架结构（图 1-19（d））；伦敦大学 Grida I. 等人利用氧化锆、微晶蜡和硬脂酸混合物，通过 FDM 工艺成型支架，并进行高温烧结形成多孔结构支架。

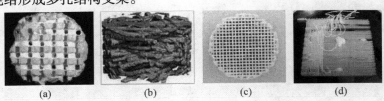

图 1-19　几种典型的利用 FDM 工艺制备出的支架结构

其他基于 RP 工艺的方法有：新加坡南洋理工大学 Tan K. H. 等人利用 SLS 技术来烧结聚醚酮（Poly Ether Ether Ketone，PEEK）和 HA 粉的混合物，制备出组织工程多孔结构支架；剑桥大学 Wendy S. K. 等人利用选区凝胶成型工艺（Selective Gelation，SG）制备了 PLGA 聚合物；新加坡国立大学 Ang T. H. 等人设计了一种新的机器人平台的快速成型系统来制作大孔隙结构的壳聚糖 – HA 支架（见图 1 – 20）。表 1 – 16 即是对利用 RP 工艺制作多孔结构人工骨的优缺点做一归纳。

表 1 – 16　几种利用 RP 工艺制作多孔结构人工骨的性能及局限性

工艺	获得孔径（μm）	加工精度（mm）	优点	缺点
3DP	45 ~ 100	± 0.02	①工艺简单；②高孔隙率和孔隙表面积；③材料选择范围广泛	①使用有害溶剂；②机械强度差；③孔径过小
FDM	250 ~ 1000	± 0.127	①高孔隙率和孔隙表面积及完全导通的孔隙结构；②未使用有害溶剂；③较好的机械强度	①高温工艺使得材料的选择受限；②开孔方向不易控制；③须支撑结构
SLS	45 ~ 100	± 0.25	①高孔隙率和孔隙表面积；②未使用有害溶剂；③材料选择范围广泛	①较高的制作温度；②孔径过小

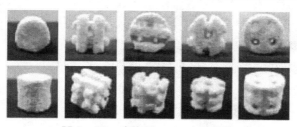

图 1 – 20　壳聚糖 – HA 支架结构

国内以西安交通大学、清华大学最早开展快速成型技术在生物医学方面应用的研究工作。清华大学采用 SL、FDM 等工艺制造各种假体和生物体模型，并采用自行开发的 TissForm 设备完成聚合物材料的挤压成型工艺（见图 1 - 21），已用于耳和大段骨缺损修复。西安交通大学先进制造技术研究所开发出适合 FDM 工艺的乳化糖成型材料并开发了相应的成型设备，用以制造具有微观结构的生物活性骨负型支架。

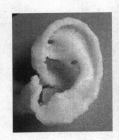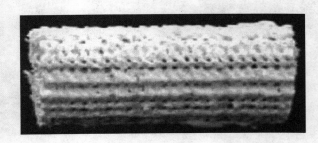

图 1 - 21　组织工程用 HA/PLLA 支架

总之，运用先进的 RP 技术研制出具有适当尺寸孔隙及孔隙度结构的载体植入物是目前研究组织工程实现生物材料的载体构造的重点所在。可以看出，随着 RP 技术本身的发展和完善，其在医学领域中的应用将不断走向成熟。

本书介绍一种应用 RP 技术进行人工生物活性骨的制造方法。该方法能够利用 RP 工艺来实现骨组织微观结构及复合生物活性因子的制造，具体流程如图 1 - 22 所示。首先是前端加工数据准备，包括经由软件数据处理得到的人工骨外形轮廓数据和内部三维微管结构数据，数据来源分别是医用 CT 扫描数据和由组织学观察得到的模拟骨组织自然导通规律的微结构数据；之后利用 RP 技术的 SL 工艺制作出树脂原型，即包含有内部组织工程载体框架结构的人工骨负型支架，随后在支架内部的孔隙中填充入常温固化的磷酸钙骨水泥材料——CPC，待 CPC 初步固化后放入真空炉内进行烧结，树脂负型汽化后所形成的三维孔道即为骨组织的生长和成骨作用提供理想的场所，而 CPC 材料在烧结后硬度也会大大增加。将制备的人工骨进行 BMP 活性因子复合，使 BMP 黏附于人工骨内部孔道并在其上进行铺展，从而充分发挥载体框架结构的骨诱导能力和细胞传输作用。

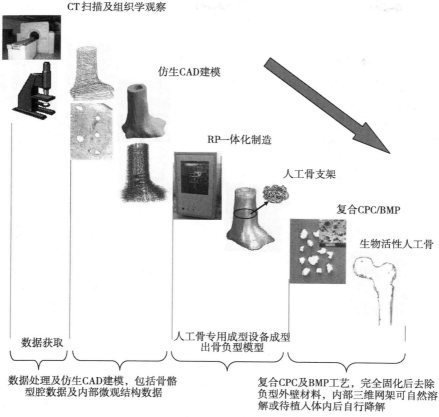

图 1-22 基于 RP 技术的生物活性人工骨仿生制造技术路线流程图

参考文献

[1] 倪卫东，安洪．重组合人工骨的研究进展 [J]．中国修复重建外科杂志，1997，11（3）：142-145．

[2] 尹庆水，钟世镇．珊瑚羟基磷灰石人工骨的研究进展 [J]．中华骨科杂志，1997，17（6）：396-398．

[3] 王丹．复合磷酸钙陶瓷人工骨 [J]．国外医学生物医学工程分册，2000，23（1）：43-47．

[4] 王健，吴惠联，韩金祥．高效的骨诱导生长因子——成骨蛋白-1 [J]．生物化学与生物物理进展，1999，26（3）．

[5] 王正国．创伤修复与生长因子 [J]．中国修复重建外科杂志，1999，13

（5）.

[6] 朱盛修. 骨科［J］. 中华医学杂志，1992，72（12）.

[7] 沙镝，英斌，吕永利，高景恒. 骨组织工程的进展［J］. 实用美容整形外科杂志，1999，10（2）：102－104.

[8] 吕厚山. 人工关节外科学［M］. 科学出版社，1999.

[9] 邹丽剑，张涤生，王炜. 整形外科常用生物材料的特性、应用现状与展望［J］. 中华整形烧伤外科杂志，1998，14（4）：303－305.

[10] 何能前，尹绍雅，高立达. 颅骨修补材料研究历史与新进展［J］. 四川医学，1999，20（4）：392－393.

[11] 张志清. 生物医学材料发展近况［J］. 中国医疗器械信息，1998，4（6）：21－22.

[12] 田琼，张绍章，蒲勤，张发科，任东青，陈苏民. 重组人骨形成蛋白 22 成熟肽对小鼠辐射损伤的治疗作用及其机理的探讨［J］. 中华放射医学与防护杂志，1998，18（4）：253－255.

[13] Yoshihiro Ito. Tissue Engineering by Immobilized Growth Factors［J］. Materials Science and Engineering，1998（6）：267－274.

[14] 仲伟虹. 快速原型制造技术及其发展前景［J］. 宇航材料工艺，1999，11（3）.

[15] 王隆太，陆宗仪. 当前快速成型技术研究和应用的热点问题［J］. 机械设计与制造工程，1999，28（3）：5－7.

第二章　人工骨支架成型材料的研究

2.1　人工骨支架成型材料性能要求

2.1.1　医学要求

（1）良好的生物相容性

良好的生物相容性是用作人工骨支架成型材料的基本条件，因此该项指标应作为开发载体支架材料的首要要求。生物相容性可以解释为生物材料和人体组织接触后，在材料与组织界面发生一系列相互作用而最终被人体组织所接受的性能。它的具体指标是无毒、对细胞无毒害影响、医药用材料、无非医用高分子添加剂、性质稳定等。

（2）良好的表面活性

人工骨支架成型材料应有利于细胞贴附，并具有作为细胞生长模板的稳定性，为细胞的生长、增殖和分泌基质提供良好的条件。

（3）可降解性

由于骨负型材料不可能在 CPC 充分凝固后完全溶解，因此需要其在体内可降解。

2.1.2　成型性能要求

（1）易于成丝，具塑韧性、良好的延展性能

材料良好的成丝性能是 FDM 制作工艺的前提，该性能亦关系到成型精度和制作过程的连续性。由于在后续注入 CPC 填充材料时要保证网架结构的完整，因此要求材料具有一定的强度和塑韧性。

（2）较好的流动性，易于从喷嘴中喷出

由于材料固有的黏滞性，当通过直径很小的喷嘴时，材料遇冷易发生凝固而形成积瘤的现象，此时即使通过增加压力及升高温度等措施，

也可能发生堵塞喷嘴的现象。因此，为了能够持续制作出连续的丝材，必须要求材料有良好的流动性。

（3）适当的黏结性

层层黏结是 RP 技术成型工艺的基本前提，可靠的黏结强度是制作能否正常进行的关键。为避免层间剥离、或过于黏滞而造成的试件被破坏的现象，必须要求材料具有适当的黏结性。

（4）固化迅速，具一定的刚性

由于制作中成型方向始终保持不变，如果材料固化时间较长，从喷头挤出的丝材受到喷嘴牵引力的作用，制作出的零件会由于积累误差而出现略微倾斜的现象。因此应保证材料能够迅速凝固并具有一定的刚性。

2.1.3　其他物理性能要求

（1）足够的强度、韧性和一定的抗水性

根据所提出的溶解骨负型网架来制备内部空间结构的方案，所制作出的三维网架结构要保证在注射型 CPC 由填入、初步固化到完全硬化的过程中不会被溶解，并尽量避免充填时出现的坍塌和破坏，所以要求材料应具有一定的机械强度和抗水性，以能够完成填充时的支撑作用。

（2）适当的溶水性

由于 CPC 材料完全凝固后，网架结构无法从中消除，因此要求负型材料必须具有良好的可吸收性，最理想的被吸收时间是在完成支撑作用后自行溶解，或仅有少量残留，待植入后自行降解，以尽快地形成人工骨内部的三维空间结构，这样才能更有利于组织液的循环和细胞的长入，否则内部材料始终无法及时降解而影响成骨。

除此以外，还需要所选用的原材料成本低、来源丰富、配制简单、易于操作等。

2.2　成型材料的选择

可用作细胞载体的生物材料种类繁多，选择余地很大。通过材料来源、理化性能等多方面的方案论证和资料查阅，本实验案例选用了天然生物降解材料蔗糖、蜂蜡和胶原作为基材，研制出了新型可溶解组织工程支架材料——改性糖 DS 材料来进行人工骨支架的制备。

2.2.1 蔗糖的特点及适用性

（1）良好的成丝及成型性能

利用蔗糖饱和溶液加热析出法，在较高的温度下持续加热并搅拌，当达到某一时刻时，蔗糖急速结晶析出，同时放出大量的结晶热。持续搅拌直至二次结晶过程结束后，此时所形成的固体状态的聚集体即具有良好的润湿性、流动性、成丝性和能够压制成型的特点，而且聚集体中微晶颗粒的大小为 $10\mu m$ 以下，完全能够自由通过喷嘴。

表 2-1 蔗糖的物理性能指标

名称	外观	熔点（℃）	pH 值	膨胀系数	比重（g/cm³）
优质白砂蔗糖	无色、晶体、易溶于水	186	3.0～4.0（75% 蔗糖溶液）	0.00011/℃	1.570～1.886

（2）较好的溶水性

将蔗糖丝作为骨负型成型材料，在复合入 CPC 材料后，能够实现网架的迅速溶解而形成微孔。

（3）较好的生物相容性

蔗糖类化合物是一切生物体维持生命活动所需能量的主要来源。作为蛋白质的稳定剂，蔗糖类还具有能够保持 BMP 活性的特点。

2.2.2 蜂蜡的特点及适用性

（1）增加搅拌的均匀和传热

在蔗糖溶液加热的过程中，放入一定量的蜂蜡，可以作为助熔剂增加材料的导热性，较好地保证了隔热与均匀加热的效果，有助于蔗糖饱和溶液的蒸发和提高析出胶体的流动性能。

（2）提高抗水性能

蔗糖在制备过程中加入蜂蜡，蜂蜡比重小，形成一层薄膜附着于丝材表面，能够增加材料的滑润程度和抗水性。

表2-2　蜂蜡的物理性能指标

名称	色泽及外观	熔点（℃）	酸值 KOH（mg/g）	膨胀系数	比重（g/cm³）
黄蜂蜡	表面蛋黄色、光滑、质脆硬	62～66	5.0～8.0	0.00064（25℃）	0.85（15℃）

（3）较好的生物安全性

蜂蜡是工蜂蜡腺分泌的一种有机混合物，其化学组成主要是高级醇和高级脂肪酸形成的酯，常温下化学性能稳定，不溶于水，无毒、无臭，主要用于医药、化妆品和食品等行业。此外，以蜂蜡为主要成分的胶制品还具有抗菌消炎的作用，是很好的组织再生剂。

2.2.3　明胶的特点及适用性

（1）较好的生物安全性

明胶是从动物结缔组织（皮和骨）中经理化处理制得的无脂肪高蛋白，属于动物胶原提取物，是一种易被人体吸收的蛋白质。作为良好的胶凝剂和稳定剂，明胶主要用于软硬胶囊、药物制剂包衣、微生物培养等医药行业。此外，明胶还可用于引导组织再生，为细胞提供支持保护作用，并有利于细胞的黏附、生长、增殖。

（2）进一步提高材料的黏结性能和塑韧性

明胶属于天然大分子材料，分子间作用力很大，具有较强的成膜成丝的能力，以及良好的黏结性和塑韧性。

（3）增加抗水性

明胶在水中首先要经历溶胀过程才能被彻底稀释、溶解。一般情况下明胶在水中吸收其体积 5～10 倍的水分后，常温下得到一种坚固而具有良好弹性和一定抗水性能的半固体胶冻，因此明胶成分的增加可以进一步提高材料的抗水性能。

表2-3　医用明胶的物理性能指标

名称	外观	水分（%）	凝冻强度（勃氏粘度 Bloomg）	勃氏粘度（MPa·s）	水不溶物（%）	pH 值
医用明胶	淡黄或黄色颗粒	≤12	≥240（12% H_2O，6.67% 胶液）	≥106.67%（60℃）	≤0.01	5

2.3 成型材料的制备及其各项性能

研制目的：通过材料复合、表面改性、改善理化性能等手段，获得降解速率可调、满足组织工程要求的新型成型材料。

配制方案：由于蜂蜡的加入主要是起到增强材料抗水性的作用，而对材料的黏度和成丝性能并无影响，因此，可以先通过确定蔗糖与明胶的调配比例来得到材料较好的成丝性能，再进一步选取适合的蜂蜡比例来制备出理想的成型材料。

2.3.1 制备工艺

（1）仪器和设备

平底烧杯：800ml。

可控恒温加热器：温度范围 $100 \sim 200℃$。

烘箱：可控温度范围 $（0 \sim 200） \pm 1℃$。

电子天平：最大称量 110g，精确至 1mg（JA – 1103 型电子天平，上海民桥天平厂）。

温度计：量程 $0 \sim 200℃$，精确至 0.1℃。

黏度计：旋转式黏度计，量程 $1 \sim 1 \times 100MPa \cdot s$（NDJ – 7 型旋转式黏度计，上海天平仪器厂）。

（2）原料

分析级蔗糖（西安市化学试剂厂）；

优质蜂蜡（西安蜂王浆厂）；

医用明胶（第四军医大学华美医药）。

（3）步骤

①将蜂蜡加热至 100℃ 成为流水状，将其通过直径为 0.074mm（200 目）的滤筛，过滤掉其中细小的杂质颗粒，提纯的蜂蜡装入烧杯中备用。

②称取明胶 $10 \pm 0.1g$，倒入 50ml 小烧杯中，加入 50ml 蒸馏水使其充分溶胀（约 24 小时），室温条件下自然放置使之成为明胶胶体以备用。

③将蔗糖和明胶按不同比例进行加热，配制出熔融状态的混合物——

SG－1。

蔗糖是热的不良导体，其在骤然受到高温加热时会产生因表面水分蒸发而干燥收缩的现象。因此，为使蔗糖受热均匀并使其充分熔化，利用饱和溶液析出法，使蔗糖溶液出现二次结晶时再加入明胶成分，并充分融合，配制成熔融状态混合物，在恒温条件下测试材料黏度（见图 2－1，所测数据如表 2－4 所示），同时观察材料的流动性并进行成丝性能的测量。

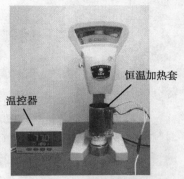

图 2－1　恒温条件下测试 SG－1 黏度

表 2－4　不同蔗糖/明胶比例下 SG－1 的黏度

蔗糖/明胶比例	明胶浓度（wt%）	蔗糖浓度（wt%）	混合物黏度（cp）
10：1	3	80	25（90℃）；15（100℃）；10（120℃）
5：1	5	75	28（90℃）；24（100℃）；14（120℃）
2：1	8	70	33（90℃）；25（100℃）；20（120℃）
1：1	10	65	45（90℃）；40（100℃）；30（120℃）

通过 FDM 工艺拉丝实验来测定 SG－1 的成丝性能。将 SG－1 材料装入喷头中，调整好工作状态（喷头温度 115℃，气压 0.9MPa，喷嘴直径 0.3mm），挤出丝材使其黏牢于工作台表面，然后让工作台在水平面内迅速运动，测量丝材受拉时的最大伸长长度 L 和丝材直径 D_1。其中引入拉伸比 $DR = D_1/D_0$ 指标（D_0 为喷嘴直径），测试结果以 L≥10cm 且 DR≥3 表示达到了较为理想的成丝效果，测量结果如表 2－5 所示。

表 2－5　SG－1 材料在不同工作台运动速度下的拉伸长度

蔗糖/明胶比例 ＼ 工作台运动速度	10（mm/s）	15（mm/s）	20（mm/s）	25（mm/s）	30（mm/s）
10：1	L = 10, DR = 3	L = 12, DR = 3	L = 12, DR = 3.5	L = 15, DR = 3.5	L = 10, DR = 3

续表

蔗糖/明胶比例 \ 工作台运动速度	10 （mm/s）	15 （mm/s）	20 （mm/s）	25 （mm/s）	30 （mm/s）
5:1	L = 8, DR = 3	L = 8, DR = 2.5	L = 8, DR = 2.5	L = 10, DR = 2.5	L = 5, DR = 1.5
2:1	L = 5, DR = 1.5	L = 8, DR = 2.0	L = 12, DR = 2	L = 10, DR = 2.5	L = 3, DR = 1.5
1:1	L = 3, DR = 1.5	L = 3, DR = 1.5	L = 5, DR = 1	L = 5, DR = 1.5	L = 3, DR = 1.5

通过以上对所制备 SG-1 材料进行的黏度和成丝性能实验可以看出，当蔗糖/明胶的配制比例为 10：1 时，所配制出的 SG-1 材料具有较好的流动性和成丝效果。

④为增强成型材料的抗水性能，向所配制的 SG-1 中加入不同比例的蜂蜡材料，并通过抗水性能测试，进一步确定出 DS 材料的最佳配比方案。

根据第一章图 1-22 所述的技术路线，在复合工艺中，具有一定湿润性的 CPC 材料将被填充到所制作的网架结构中，因此成型材料适合的溶水速度和抗水性能将直接关系到微孔的形成。具体 DS 丝材所要满足的条件是：在填充 CPC 的过程中不会被溶解，而在其由初步固化到完全硬化的过程中被溶解，这样才能完成孔道的形成。根据所调配出的CPC 材料的润泽程度（见第五章表 5-1），DS 丝材的溶水时间应为在水中保持 20 分钟为最佳。

在抗水性能实验中，将蔗糖/蜂蜡/明胶按不同比例所制备出的丝材（直径为 1mm）置于 20℃蒸馏水中，用秒表测定其完全溶解的时间（见图 2-2，所测数据如表 2-6 所示）。

表 2-6 DS 丝材溶水时间测试

蔗糖/蜂蜡/明胶比例	10:10:1	10:5:1	10:2:1	10:1:1
蜂蜡含量（%）	47.62%	31.25%	15.38%	8.33%
完全溶解时间（min）	40	30	20	10

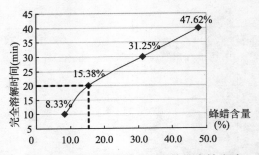

图 2 - 2 DS 成型丝材室温下的抗水性实验

由测试结果可以看出，按照蔗糖/蜂蜡/明胶比例为 10∶2∶1 时所制备的 DS 丝材，其抗水性能符合要求（见图 2 - 3）。

⑤对 DS 材料凝固时的应力变形进行测试，以验证所得出配比方案的可行性，保证制作工艺的顺利进行。

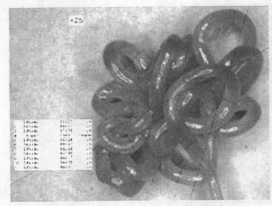

图 2 - 3 蔗糖/蜂蜡/明胶比例为

10∶2∶1 所制备出的丝架结构

a. 实验方法

采用应变片动态测量 DS 成型材料凝固时的收缩量及收缩应力，该方法的优点是具有测量变形的准确性和实时性。

b. 仪器和设备

DH3817 动静态应变测试采集系统（东华测试技术公司）。

应变片（BQ120 - 2AA 型电阻应变片，中航电测仪器公司）。

c. 原理及过程

在工作温度（115℃）下进行成型材料固化后变形特性的研究。在水平放置的应变片表面涂敷一定厚度的成型材料薄层，待材料粘牢后遇冷发生固化收缩，从而带动应变片一起变形，这种变形引起应变片电阻的变化，通过平衡电桥将电阻变化放大并转化为电压输出，电压的变化就代表了收缩过程的完成情况。具体实验中选取采样频率为20Hz来测量材料的应变变化情况。

d. 实验结果及分析

以蔗糖/蜂蜡/明胶比例为10：2：1所制备的DS材料为例，其固化时应变曲线如图2-4所示，横轴表示采样时间，纵轴为应变。需要说明的是，0时刻的应变值是由于涂敷材料时力的作用使得应变片有一个较大的变形，随后材料遇冷收缩，向反方向发生回弹恢复动作，使得应变逐渐减小，最终材料完全固化，应力保持不变。因此，本实验重点考虑的是从恢复应变起始到材料完全固化时（T_G段）应变曲线的变化规律，所测得的数据如表2-7所示。

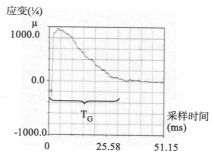

图2-4 DS材料固化时应变曲线

表2-7 材料固化时应变曲线的数据

蔗糖/蜂蜡/明胶比例	10：10：1	10：5：1	10：2：1	10：1：1
T_G段曲线斜率	0.14	0.47	0.83	0.18
T_G段所用时间（ms）	10	20	30	＞＞50

由应变曲线可以总结出以下规律：蜂蜡含量的增加使得材料固化时间相应减小，而且T_G段应变曲线的变化趋势很小，这一点与蜂蜡的软化点和熔点之间的温度区间很窄的性质有关（这里的软化点是指固—液转变临界温度）；而明胶在形成凝胶后其体系内部形成了网状结构，网状结构对聚合反应起到限制作用，限制了材料的收缩固化，因此固化时间相应变长。因此，成型材料的制备应以尽量延长到达明胶凝胶点的时间，使得成丝过程相对延长而收缩固化时间尽可能小为指标，这样才能减小固化后的收缩应力，达到理想的成丝和固化效果。由测试结果可以

看出，蔗糖/蜂蜡/明胶比例为 10∶2∶1 所制备出的成型材料，较好地满足了这两项指标的要求，从而在制作中能够有效地避免因材料固化后产生的较大变形而造成内部网架的随意扭曲、相互粘连的现象。

2.3.2 DS 材料的成型性能测试

良好的成型性能是工艺制作的决定性因素。对于所要制作的改性糖负型而言，成型性能主要表现在成丝性能和固化时间两个方面。

（1）成丝性能

对所制备的 DS 丝材进行成丝性能测定，具体操作如前所述 SG-1 材料的实验过程。结果表明工作台运动速度在 15 ~ 25mm/s 范围内选取时，DS 丝材的成丝效果均较好，说明蜂蜡的加入对原 SG-1 材料的成丝性能无较大影响。

（2）固化时间

为避免丝材固化时间过长导致的丝材下垂而影响制作精度，必须严格控制丝材的固化时间，使得挤压出的丝材能够随着扫描拉伸运动而迅速固化成型，在空间形态上形成笔直的细丝。由于丝材是通过向外辐射热量的形式而实现冷凝固化的，因此丝材固化时间直接取决于丝材表面积大小，当喷嘴直径、丝材流量和环境温度一定时，丝材固化时间是一个与扫描历程有关的变量，工作台运动速度越快，成型出的丝材越细，散热和固化时间也越快。因此，对丝材固化时间的控制就表现为工作台运动速度的选取。下面就对 DS 丝材的固化时间与工作台运动速度的关系进行测定。

在喷头温度 115℃，气压 0.9MPa 的条件下，选取直径为 0.2mm 的喷嘴进行挤压成型，同时调整工作台运动速度，测试此条件下成型出的丝材的固

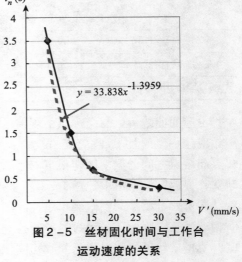

$$y = 33.838x^{-1.3959}$$

图 2-5 丝材固化时间与工作台
运动速度的关系

化时间的变化情况。从图 2-5 得到的关系曲线可以看出，丝材固化时间 t_n 随工作台运动速度加快而减少，当工作台运动速度在 15～25mm/s 时丝材能够迅速固化，成为笔直的细丝。图 2-6 即为 DS 成型材料所制作出的 45°倾斜角度的试件，表明了材料良好的成型性能。

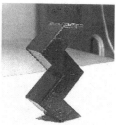

图 2-6　45°倾斜角试件

2.4　成型材料的生物学性能分析

目的：评价各种原材料及成型材料的生物相容性。方法：将 DS 丝材及组成 DS 的各种原材料进行动物肌袋埋植实验，术后观察局部组织生物学功能变化，于 2 周后解剖取材，评价材料的可植入性能及生物安全性。

2.4.1　成型材料毒性实验

（1）材料

动物：实验兔 3 只，雌雄不限，体重约 3kg（第四军医大学动物实验中心提供）；1#、4# 外科缝合线。进行植入实验的材料如表 2-8 所示。

表 2-8　用于毒性实验的植入材料

编号	材质原料配方	形状	重量	数量
1#	DS 成型丝材	直径 Φ2，长度 10mm	0.2±0.02g/个	3 个
2#	DS 成型丝材	5mm×5mm×2mm	0.2±0.02g/个	2 个
3#	医用明胶	5mm×5mm×2mm	0.2±0.02g/个	2 个
4#	蜂蜡	5mm×5mm×2mm	0.15±0.02g/个	2 个
5#	蔗糖+明胶（变性）	5mm×5mm×2mm	0.2±0.02g/个	2 个
6#	蔗糖+蜂蜡	5mm×5mm×2mm	0.2±0.02g/个	2 个

（2）步骤

6 组材料试件，经环氧乙烷熏蒸消毒后于无菌条件下分别植入实验兔双侧股部肌肉。植入后用缝合线缝合切口，术后每天观察植入区周围组织情况，术后 2 周进行解剖取材观察，观察结果如表 2-9 所示。其中图 2-7 为 DS 成型丝材的植入图片。

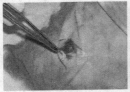
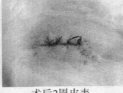
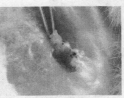

植入材料　　　　　　术后2周皮表　　　　　　剖切观察

图 2-7　植入 DS 成型丝材

表 2-9　材料植入后周围组织情况观察

	蔗糖	明胶	蜂蜡	蔗糖 + 改性明胶	DS 成型丝材
术后 1 天	皮表完好，无异常	皮表完好，无异常	少许出现红斑、略微红肿、无破溃	略有红斑，切口无异常	略有红斑，切口无异常
术后 1 周	切口组织正常	切口组织正常	完全恢复正常	皮表完好，无异常	皮表完好，无异常
术后 2 周	切口组织正常	切口组织正常	皮表完好，无异样	皮表完好，无异常	皮表完好，无异常
剖切观察	材料消失，少量体液	材料消失，组织正常，无包块	材料消失，植入区有少量淤血，清除后周围组织正常	材料没有完全消失，与周围组织无异样，无充血、水肿	丝材全部融为一团，切开肌层见少量淡黄色清亮液体充盈

2.4.2　毒性实验结论

在材料毒性实验中，所有植入材料均未发生异物排斥反应以及毒性症状和炎症反应，植入区无脓肿形成及组织坏死等情况出现。术后实验动物活动正常，进食良好，术后 3 天伤口愈合完好。

从解剖植入区组织可见，未发现脓肿及组织坏死现象，材料均已溶解或消失。其中医用明胶材料与周围肌肉结合紧密，周围组织颜色正常；DS 丝材在其植入的临近部位有部分材料降解迹象。动物实验结果表明，所制备的 DS 成型材料具有较好的生物相容性和可吸收性能，是具有应用前景的生物可降解材料。

2.5　本章小结

（1）针对生物活性人工骨的制备方案，提出了人工骨支架成型材料的基本性能要求。并从医学和成型性能角度出发，决定采用三种天然可降解材料——蔗糖、蜂蜡和明胶作为基材来进行成型材料的制备。本章详细介绍了三种成分各自的物理性能，并对其成丝、成型、溶水及生物相容性能分别进行了评价。

（2）详细介绍了成型材料的制备流程，提出了首先通过确定蔗糖与明胶的调配比例来获得较好的成丝性，再进一步选取适合的蜂蜡比例来制备理想成型材料的具体方案。经大量不同比例配方的配制实验，最终确定出了蔗糖/蜂蜡/明胶的比例为 10：2：1 时制备出的 DS 成型材料，具有最佳的成丝和固化效果。

（3）通过材料黏度、成丝、水溶性及固化成型等项性能指标的测试，验证了成型出的 DS 丝材抗水性能、成型性能及成型固化特性均较好，说明该材料能够满足成型工艺要求。

（4）将蔗糖、蜂蜡、明胶及 DS 材料分别进行实验兔肌袋埋植实验，发现所有植入材料均未发生异物排斥反应以及毒性症状，其中 DS 丝材在其植入的临近部位有部分降解迹象，证明了所选用的各种原材料及 DS 成型材料均具有较好的生物相容性和可吸收性，能够满足医学要求。

第三章　基于 RP 的生物活性骨 支架仿生 CAD 建模

　　仿生建模是以 CAD 为基础，将 RP 技术与基于 CT 扫描数据的三维重构相结合的建模技术，可实现通过数学建模模拟显示骨骼外腔与内部微管结构的三维仿真，并为人工骨的制作提供加工数据。建模包括骨骼外形 CAD 模型、模拟骨组织内部微细结构特征的 CAD 模型和内外模型复合三部分。其中，外形 CAD 模型用来保证人工骨与周围组织良好匹配；骨组织内部微细结构模型用来保证人工骨生物活性；内外模型复合是保证人工骨制作顺利进行和加工精度的技术关键。

　　本书首先介绍采用通过 CT 扫描来获取骨骼外轮廓数据点列的方法。在得到骨骼断层轮廓数据的基础之上，主要完成由断层轮廓数据到骨骼 STL 模型的转化，同时给出基于骨骼 CT 断层轮廓的 STL 重构方法：端面剖分，层间连接，最后合并所有三角面片构成完整的骨骼 STL 实体。人工骨外形 CAD 设计流程如图 3 - 1 所示。

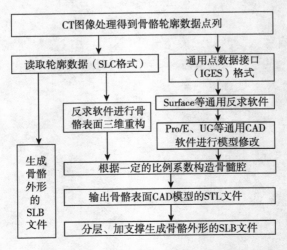

图 3 - 1　人工骨外形 CAD 设计流程图

3.1 基于 RP 的人工骨外形 CAD 建模

3.1.1 反求工程

在人工骨仿生 CAD 建模的数据获取中，如何准确、快速地获取骨骼外形数据是一项关键技术问题，同时也是定制化植入骨的主要设计手段。

反求工程在实施中分两个步骤：（1）实物信息的测量；（2）CAD 模型重构。

（1）测量方法

对人骨的形态测量多采用医学 CT，能获得骨骼的内外轮廓数据。医学 CT 不仅是非常有效的人骨测量方法，同时其所附带的相关图像处理软件，包括窗口技术、多平面重建、三维图像重建等，可帮助设计人员完成部分图像处理工作。

目前一般医学 CT 的精度还比较低，医学 CT 的影像精度一般在 ± 0.5mm ~ ± 1mm 范围内，定制化人工骨误差的很大一部分来源于此。Micro – CT 的精度则可达 $\pm 10\mu$m，已应用于骨组织和其他组织的微观结构的成像和建模。

（2）三维重构

三维 CAD 软件大致分为两类：

①第一类，如 I – Deas、Digisurf 和 Surfacer 等，其特长是根据测量数据构建曲面模型。但这些软件均存在一定拟合误差。

②第二类，如 UG、Pro/E 和 SolidWorks 等，其特长是将表面模型转化为三维实体模型并完成后续的 CAD 设计。

总体上，对人工植入体的精度的要求并不太高（± 1mm）。但是某些局部结构（如关节、定位板和种植桩桩孔等）对形状的误差较敏感，形状误差常影响其工作性能。因此通过曲面重构有时无法满足对其形状精度的要求，需要针对不同的患者及手术方案，对骨骼外形 CAD 模型进行修改和再设计。

3.1.2　基于骨骼 CT 断层轮廓的 STL 重构

人体三维形貌显示方法可以分为三种类型：一种是由 CT 断层图像轮廓通过插值，获得足够密的轮廓线堆积起来显示物体的三维形状。另一种是直接对断层间图像的灰度进行插值，继而进行堆积显示。第三种方法是用三角面片的组合对物体表面逼近显示。

三维表面重构在实现最初的三维形貌显示的同时，形成了对物体表面结构的数学描述，这种方法由于受到与之同时发展起来的自由曲面理论的支持，因此成为现代物体三维重构方法的主流。三维表面重构以物体断层图像中的截面轮廓已被精确提取作为前提。下面简单介绍其中具有代表性的方法。

Keppel 于 1975 年发表了首篇系统探讨由断层轮廓序列重构物体三维表面的论文，他提出了用一系列三角面片覆盖物体表面且这些三角面片所围成的体积为最大的方法，这一方法后来成为各种三维表面重构方法的基础。在具体实现时，采用了任意两相邻断层之间所形成的一段多面体体积最大的组合准则，通过将每段各三角面片所组成的一个四面体（以三角面片为底，其中任一端面上某点为顶点）的体积与一有向图相对应，将这一三角面片的优化问题转化为有向图中的最大路径的搜索问题。

H. Fuchs 对该法做了进一步的改进，他指出连接上下轮廓线上各点所形成的众多三角面应该构成相互连接的三维表面，而且相互之间不能在三角片内部相交，并采用有向图 $G(V,A)$ 来表示相邻两条轮廓线上各点的连接关系。基于该算法，两轮廓之间物体段表面最优三角面片的优化组合问题便被转化成为寻找图中具有最小代价的回路问题，可采用的最小代价方法有三角面片的周长、面积或三角面片所对应的四面体的体积。Cook 提出了一种两相邻层轮廓上顶点的匹配原则，即两轮廓上匹配顶点的连线方向应尽可能接近两断层区域形心的连线方向。Xu 研究了由 CT 断层图像序列进行物体三维表面重构的问题。他对物体的插值表面增加了一个附加约束，即插值表面在每一轮廓点上的曲率之和为最小。

Puntambeker 采用变分法对插值表面进行研究，他提出的准则是插值表面 $S(x, y)$ 的形状应使下述函数最小：

$$J\left(S\left(x,\ y\right)\right)\ =\iint D\cdot\left(S_{xx}^{2}+2S_{xy}^{2}+S_{yy}^{2}\right)\mathrm{d}x\mathrm{d}y$$

式中，S_{xx}、S_{xy}、S_{yy} 是插值表面的二阶导数，D 是 $S\left(x,\ y\right)$ 区域在 xy 平面上的投影。

Bossionnat 基于 Delaunay 三角剖分规则实现了物体表面的三角化，并能处理带有分支的物体。但这种方法对相邻两层轮廓形状相差很大时逼近表面则显得比较粗糙。这种基于断层轮廓的重构技术着重于对物体表面的拟合或插值处理，得到的是一个物体几何结构的近似。

完成由骨骼 CT 断面轮廓直接生成骨骼的 STL 模型主要分以下三个步骤：首先对第一层轮廓数据与最后一层轮廓数据进行三角剖分；其次相邻层间对应轮廓数据的三角形连接；最后按照 STL 文件格式存储前面两步所生成的所有三角形，即生成骨骼的 STL 模型。

（1）层间轮廓的连接

令 Z_0，Z_1，$\cdots$，Z_k 为所有层的轮廓序列，进行层 Z_{k-1} 的轮廓 C_{k-1} 与层 Z_k 的轮廓 C_k 的连接。令 $P_{k-1,0}\left(x_0,\ y_0\right)$，$P_{k-1,1}\left(x_1,\ y_1\right)$，$\cdots$，$P_{k-1,m-1}\left(x_{m-1},\ y_{m-1}\right)$ 为轮廓 C_{k-1} 上的逆时针有序节点序列；$P_{k,0}\left(x_0,\ y_0\right)$，$P_{k,1}\left(x_1,\ y_1\right)$，$\cdots$，$P_{k,n-1}\left(x_{n-1},\ y_{n-1}\right)$ 为轮廓 C_k 上的逆时针有序节点序列。C_{k-1} 和 C_k 之间的三角面片连接定义为具有下列性质的有序边列表：

①每一条边的两个节点分别位于轮廓 C_{k-1} 和 C_k 之上；

②两条相邻的边仅有唯一的共同节点。

本算法进行两个相邻轮廓之间的三角面片连接时，采用"最近局部极角"（亦称"扇形扫描"）原则。下面分别讨论凸轮廓与凹轮廓之间的处理方法。

（2）凸轮廓之间的三角面片连接

首先计算每一个轮廓的中心，即计算轮廓上所有节点的中心。采用如下公式（根据凸壳理论，凸多边形的形心是其有限点集 P_1，P_2，$\cdots$，P_n 的算术平均）

$$O_{k,x}=\frac{1}{m_k+1}\sum_{i=0}^{m_x}x_{x,i} \qquad (3-1)$$

$$O_{k,y}=\frac{1}{m_x+1}\sum_{i=0}^{m_x}y_{k,j}$$

式中 $(O_{k,x}, O_{k,y})$ 是轮廓中心的坐标，m_k 是第 k 层轮廓 C_k 上的节点数。$(x_{k,i}, y_{k,i})$ 是轮廓 C_k 上第 i 个节点的节点坐标。以轮廓中心 $O(O_{k,x}, O_{k,y})$ 建立一个局部极坐标系，局部极角 $\alpha_{k,j}$ 按递增顺序排列，即 $0 \leqslant \alpha_{k,1} \leqslant \alpha_{k,2} \cdots \leqslant \alpha_{k,mk} \leqslant 2\pi$。

令 $P_{k-1,i}$ 和 $P_{k,j}$ 分别为轮廓 C_{k-1} 和轮廓 C_k 上的节点，如图3-2所示。$P_{k-1,1}$ 和 $P_{k,1}$ 分别为其第一个节点，即具有各自最小局部极角的节点。

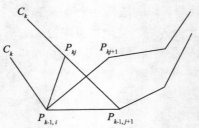

图3-2　凸轮廓的层间连接

令 $P_{k-1,1}$ 和 $P_{k,1}$ 分别为起始三角面片节点，则层间三角面片的连接采用下列算法：

```
i = 1;
j = 1;
while (i≤m&&j≤n)
{
      if (α_{k-1,i+1}≤α_{k,j+1})
{

P_{k-1,i}、P_{k-1,i+1}、P_{k,j};
i + +;
}
      else
       {
P_{k-1,i}、P_{k,j+1}、P_{k,j};
j + +;
}
}
```

由于极角是单调递增的，这样的层间三角面片连接保证不会产生错误的连接。实际上，为了保证极角的单调性，轮廓多边形没必要一定为凸多边形，只要轮廓多边形为星形多边形即可，此时中心点可在星形多边形的核内任取一点即可。

（3）凹轮廓之间的三角面片连接

对于一些凹轮廓，极角序列并非单调。为能使用上述算法，可首先求出凹轮廓的最小凸包，然后将该凹轮廓转换到其最小凸包上，对应节点（凸包上和原始轮廓上）产生关联，并且不丢失原始轮廓上节点的排列顺序。两个相邻轮廓上节点的对应关系可以建立在其对应的凸包上，然后两个相邻轮廓上节点的连接可以采用上述算法。

为连接两相邻的任一轮廓，提出了一个三角化算法，该算法将轮廓上的每个节点投影到其对应凸包上。该算法如下：

设 P_i，$i = 1$，2，$\cdots$，n，为轮廓上的节点（见图 3 - 3），每个凹节点 $P_k(x_k, y_k)$ $\{P_s, \cdots, P_k, \cdots, P_t\}$ 投影到 P_s 和 P_t 连接的直线段上，O 是线段 $\overline{P_s P_t}$ 的中点。P_k 在线段上的投影 P'_k 由下式计算：

$$x'_k = x_s + T_k(x_t - x_s)$$
$$y'_k = y_s + T_k(x_t - x_s) \tag{3-2}$$

式中 T_k 为权值，由下式确定：

$$T_k = \sum_{j=s+1}^{k} |a_j| \ / \sum_{j=s+1}^{t} |a_j| \tag{3-3}$$

式中 $a_j = \angle P_{j-1}OP$ $(j = s+1, s+2, \cdots, t)$，$T_t = 1$。

这样定义的投影使得投影点的中心角是单调的，并保证它们在线段 $\overline{P_s P_t}$ 两个端点的中心角之间，所有的凹节点都将投影到其最小凸包上。

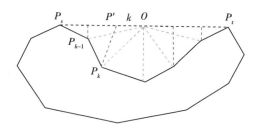

图 3 - 3　凹轮廓的凸包及其投影

转换方法如下：

令 C'_{k-1} 和 C'_k 分别为各自凹轮廓 C_{k-1} 和 C_k 的最小凸包，前面的算法将连接两个凸轮廓 C'_{k-1} 和 C'_k，然后利用 C'_{k-1}、C'_k 和 C_{k-1}、C_k 之间所存在的关联，可建立 C_{k-1} 和 C_k 之间的节点连接对应关系。

（4）层间多轮廓的连接

现实中大多数实体都带有分支，即只限于上、下层只有单一轮廓的连接情形较少。在处理多分支情况下，难点是怎样识别轮廓间的对应关系，是新轮廓的出现还是旧轮廓的延续。针对此类情况，采用以下两种解决方法。

①人机交互

在处理多分支问题的时候，最好的办法是让操作人员介入，让操作人员根据经验、已有的模型、具体结构工艺等去判断轮廓之间的对应关系、新出现的轮廓的性质，充分发挥其主观能动性，即让人来完成一定程度的识别。具体是连接情况下在具有分支的层时，停止计算，此时操作人员作出判断，并且这种判断在此后没有轮廓增添的情况下，具有一定的继承性，直到有新轮廓出现、旧轮廓消亡时再停止，操作人员再次作出判断以完成整个设计造型任务。

人机交互法的优点在于发挥操作人员的能动性，理论上可以完成任意轮廓的分支问题；缺点是由于操作人员的介入，延长了造型设计时间。

②走势预报法

走势预报法可以通过图 3－4 所示的分支结构示例来说明该算法的原理。图中用 C 表示轮廓，O 表示轮廓中心点。图中第 k 层到第 $k+1$ 层时出现分支轮廓，这时计算机并不知道 $C_{k+1,1}$ 是新轮廓的开始，还是 C_k 轮廓的继续。连接 $O_{k,0}$、$O_{k+1,0}$ 和 $O_{k,0}$、$O_{k+1,1}$，分别计算第三层轮廓中心 $O_{k+2,0}$ 到 $\overline{O_{k,0}O_{k+1,0}}$ 的距离 d_1，$O_{k+2,1}$ 到 $\overline{O_{k,0}O_{k+1,1}}$ 的距离 d_2，比较得 $d_1 < d_2$。这时可初步认为轮廓 $C_{k+1,1}$ 是新轮廓的开始。为了确认，可按照上述做法再继续一次上述操作，只是中心点分别换为 $k+2$ 层轮廓上的中心点，仍有 $d_1 < d_2$，因此能够证实之前的假设。同样这种判断在此后没有轮廓增添的情况下，具有一定的继承性，直到有新轮廓的出现、旧轮廓消亡时再停止。

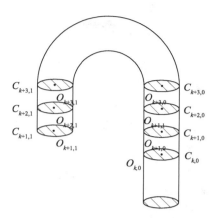

图 3-4　分支结构举例

走势预报法效率很高，但不足之处是不能处理上、下层轮廓中心重合的问题。作为走势预报法的改进，可考虑将走势预报法和人机交互相结合，这样既能解决时间的复杂性，又兼顾了走势预报的局限性。

由 CT 扫描得到的原始数据呈截面 CT 图像格式，每一幅 CT 图像包含人体骨骼的内、外结构的截面几何信息，这些 CT 图像是骨骼外形的三维重构建立的输入。由 CT 扫描获取被测骨骼的外轮廓数据点列的主要步骤如下。

（1）数据采集

医疗 CT 扫描所得的结果是一系列的 CT 图像。为了获得高质量的 CT 图像，必须很好地控制图像的分辨率、扫描速度、对比度和噪声。

（2）CT 图像噪声滤波

CT 图像受测量误差及一些不确定因素的干扰，一般为乘性和加性干扰，使原始 CT 图像质量发生变化，因此为保证测量精度，图像的噪声滤波、恢复、特征信息提取就成为极为关键的一步。

平滑处理是数字图像增强与恢复的重要技术。图像在采集、传输过程中，由于受各种干扰信号的影响，图像总存在模糊及毛刺现象，此时就需对其进行平滑处理。中值滤波的主要优点是在消除噪声的同时，能保护边界轮廓信息，并且对消除孤立点和线段的干扰十分有效。因此，在反求系统图像处理中采用中值滤波的方法来去除图像中的噪声。

（3）CT 图像分割及轮廓提取

为将感兴趣的材料区域从 CT 图像的背景中分离出来，采用阈值方法来进行分割。确定阈值的算法有多种，如用简单的定标对被分割材料区的某些尺寸和相应物理对象的尺寸，进行测量和比较来确定阈值。确定阈值后，CT 图像被转换成二进制图像，然后用边缘检测算法来提取所有的内、外 CT 轮廓，再将被提取的原始 CT 轮廓写成 SLC 文件格式，以便后续过程使用。

①CT 扫描图像通过 CT 图像噪声滤波、CT 图像分割及轮廓提取得到被测骨骼的表面的外轮廓数据点列。通过接口模块将 CT 图像处理软件与后续的反求软件复合为一个整体。

②用外轮廓数据点列重构骨骼外形的三维 CAD，并将其以 STL 数据格式表达，以便于分层和加支撑处理。同时，还可以根据手术方案的要求，利用反求软件和 CAD 三维造型软件对骨骼外形的 CAD 模型进行修改。

③骨骼内部骨髓腔的三维 CAD 重建。

④输出骨骼外形 CAD 模型的数控加工数据文件。

此外，还可以采用通用的商业化医学图像处理软件，如比利时 Materialise公司的 MIMICS 医学软件，利用其 3D 图像生成及实体重构功能，来得到所要制备的人工骨外形轮廓。该软件能输入各种扫描的数据（CT、MRI），建立 3D 模型并进行编辑，之后输出通用的 CAD、FEA（有限元分析）RP 格式文件。其独有的 Mimics STL + 模块能通过三角片文件格式来实现与 RP 技术的交互，并以二元及中间面插值算法来保证快速成型件的最终精确度。图 3-5 即为利用 MIMICS10.01 对人股骨髁部的 CT 扫描数据进行矢量化三维重建所获得的三维实体模型。

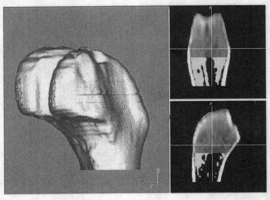

图 3-5　股骨头的仿生 CAD 实体模型

3.2 基于解剖学分析的人工骨内部结构建模

骨骼内部微细结构是确保人工骨活性的关键。从医学的观点而言，人工骨除外形与被替代骨形状基本一致外，内部还要具有与原骨相近的骨组织结构，以保证植入成骨后的结构恢复。本课题在研究骨组织微细结构的基础上，依照上述要求建立了人造骨骼的仿生 CAD 模型，并初步讨论了生物活性骨骼制造技术路线及其成形工艺。

按照 Urist 的观点，骨组织的自我修复（成骨）必须满足三个基本条件：①存在可分化为成骨细胞的间充质细胞（即靶细胞）；②存在引导间充质细胞向成骨细胞分化的生物、化学信号，如生长因子；③适当的成骨环境，成骨环境又分为生物环境和空间环境。

空间环境指人体骨骼中存在的大量相互导通的微孔洞，人体通过这些微通道向骨组织不断输送营养物质，维持骨骼的正常发育和新陈代谢。当发生骨折时，BMP 通过骨内部的微孔结构，在增生的骨膜、骨髓腔和骨折部位的肌肉的浓度迅速增强，发挥出骨诱导作用。同样，在骨组织工程中，除了需要成骨细胞和循环系统（提供生物环境）外，还必须制造出具有微观通道结构的人工支架。微观通道不仅在向骨细胞输送营养物质时起作用，也是骨细胞能够稳定生长分化的重要结构。

人工支架必须满足强度和骨细胞附着生长两方面的要求，然而二者经常是矛盾的。Butler 等指出：人类迄今所作的研究尚难确定什么样的微观结构最能满足骨组织工程中体外或体内培养的要求。Mikos 等研究发现，用 PLA 制作的人工支架中孔洞尺寸的增加与植入体诱发的毒性组织之间存在某种联系；Bruder 等的研究表明，CPC 内部的自然孔洞比人造孔洞对支架机械性能的影响更明显，尽管自然孔洞内部可产生大量的新生骨组织。

虽然对人工支架的优劣评价尚无定论，但已有许多学者采用不同的设计方法、工艺及不同材料制作出了具有不同形态的微观通道的人工支架。从制作方法来看，包括传统的成孔剂析孔法、发泡成孔法、热致相分离法、纤维编织法、挤出成型法和压印成型法，以及稍后发展的溶解消失铸型法、微粒过滤法、现场聚合法和 RP 技术等方法。在对制造工艺的探索中，人们逐步认识到 RP 技术在制造人工支架中的优势，因此近年来在这方面的研究极为活跃。从支架材料看，有生物活性材料（如 CPC、PLA 和 PCL 等）和具有优良生物相容性的惰性材料（如多孔聚合物和由钛丝编织的人工支架）等。惰性材料虽不可降解，但由于有高的强度，因此可以更多地从有利于细胞附着和生长的角度进行设计。惰性材料的另一个优点是它没有因降解而导致的坍塌对新生骨组织的破坏。惰性材料的主要缺点是无法实现骨改建，缺乏细胞识别信号，不利于细胞特异性黏附及特异基因的激活。从孔洞形状看，截面有三角形、矩形和多边形以及圆形等，孔的排列有立方格、4 面体和 6 边形（蜂窝状）等。从设计方法来看，过去主要利用传统的 CAD 进行设计，目前已有不少学者提出新的人工支架的设计方法，如等降解率设计理论等。

骨由不同排列方式的骨板构成，骨板自外向内可分为骨膜、外环骨板层（outer circumferential lamellae）、哈佛氏骨板层（Haversian lamellae）和内环骨板层（inner circumferential lamellae）（见图 3 - 6）。

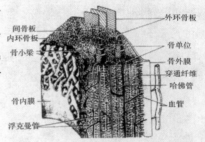

图 3 - 6　骨的微观结构示意图

（1）骨膜

骨膜是由致密结缔组织组成的纤维膜，包在骨表面，称骨外膜，衬附在骨髓腔面的则称骨内膜。

骨外膜一般可分为纤维层和新生层两层。纤维层是最外的一层薄而致密、排列不规则的结缔组织，其中含有一些成纤维细胞。结缔组织中含有较粗大的胶原纤维束，彼此交织成网状，有血管和神经纤维束从中穿行，沿途有一些分支经深层进入浮克曼管（Volkmann's Canal）。有些粗大的胶原纤维束向内穿进骨质的外环层骨板，还有大的营养血管穿过这些纤维进入骨内。新生层（cambium layer），亦称成骨层（osteogenic layer）是骨外膜的内层，主要由多功能的扁平梭形细胞组成，粗大的胶原纤维很少，却含有较多的弹力纤维，形成一薄层弹力纤维网。内层与骨质紧密相连，并在结构上随年龄和机能活动而发生变化。在胚胎时期或幼年时期，骨骼迅速生成，内层的细胞数量较多，甚为活跃，直接参与骨的生成。在成年期，骨外膜内层细胞呈稳定状态，变为梭形，与结缔组织中的成纤维细胞很难区别。当骨受损后，这些细胞又恢复造骨能力，变为典型的成骨细胞，参与新的骨质形成。在骨的生长期，骨外膜很容易剥离，成年后的骨膜与骨附着甚为牢固，不易剥离。

骨内膜是一薄层含细胞的结缔组织，除衬附在骨髓腔面以外，也衬附在哈佛管内以及包在松质骨的骨小梁表面。骨内膜中的细胞也具有成骨和造血功能。成年后的骨内膜细胞呈不活跃状态，若遇有骨损伤时，可恢复造骨功能。

（2）外环骨板层

表面的骨板环绕骨干排列，称为外环骨板层，由数层骨板构成，其外和骨外膜紧密相连。在外环骨板层中可见与骨干相垂直的孔道，横向穿行于骨板层，称为浮克曼管。通过浮克曼管，营养血管进入骨内，和纵向走行的哈佛管内的血管相通。哈佛管经浮克曼管使其与骨面和髓腔相通。

（3）内环骨板层

靠近骨髓腔面也有数层骨板环绕骨干排列，称为内环骨板层。骨板层可因骨髓腔的凹凸面而排列不甚规则，骨板的最内层衬附有骨内膜，也可见有垂直穿行的浮克曼管。

（4）哈佛氏骨板层

在内外环骨板层之间是骨干密质骨的主要部分，由许多骨单位（osteon）构成。骨单位为厚壁的圆筒状结构，与骨干的长轴呈平行排列，中央有一条细管称哈佛管。围绕哈佛管有 5~20 层骨板呈同心圆排列，宛如层层套入的管鞘，哈佛管与其周围的骨板层共同组成骨单位，亦称作哈佛氏系统，其模式如图 3-7 所示。Clopton Havers 于 1691 年最早确定了密质骨结构，并把密质骨的基本结构单位命名为哈佛氏系统。因为他当时没有叙述围绕血管呈同心圆排列的骨板，后来一些作者将根据同心圆排列的骨板，命名为骨单位。无数的骨小管（canaliculi）呈放射状，从哈佛管向骨陷窝走行，使哈佛管与陷窝相通。其功能是使陷窝内的骨细胞经骨小管获得营养液，同时将代谢产物排出。陷窝是扁形或椭圆形结构，其内壁有无数小裂隙与骨小管相通，骨细胞的许多细长的突起，经裂隙伸入骨小管内。每一骨单位的表面有一层黏合质，呈强嗜碱性，含有大量的骨盐，但胶原很少。在横断面的骨磨片上呈折光较强的骨单位轮廓线，称为黏合线（cementing line）。在骨单位之间，充填着一些不完整的骨单位，形状不甚规则，大部分缺乏哈佛管，称为间骨板（interstitial lamellae），是部分吸收后的骨单位，也是旧有的骨单位遗迹。哈佛管的直径平均为 300μm，大约 3～5mm 长，内壁衬附一层结缔组织，其中的细胞成分随着每一骨单位的活动状态而各有不同，在新生的骨质内多为成骨细胞，被破坏的骨单位则有破骨细胞。一般的骨单位为梭形细胞，许多较早期的骨单位，特别是新生儿的皮质骨，缺乏环形排列的同心圆骨板层。骨沉积在骨外膜或骨内膜沟的表面形成的骨单位，或在松质骨骼内形成的骨单位，称为原发性骨单位（primary osteon）。哈佛管被延长了的同心圆骨板柱围绕，仅有几层骨板。原发性骨单位常见于幼骨，特别是胚胎骨和婴儿骨。随着年龄增长，原发性骨单位也相应减少。继发性骨单位（secondary osteon）与原发性骨单位相似，但是由原发性骨单位改建后形成。继发性骨单位，又称继发性哈佛氏系统，因为有一黏合线，很容易辨认，并使其与邻近的矿质化组织区分开来。图 3－8 为人体密质骨横截面切片图。

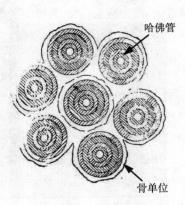
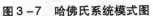
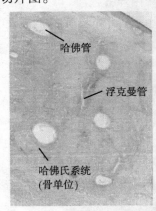

图 3－7　哈佛氏系统模式图　　　图 3－8　人密质骨横截面切片

哈佛氏系统是成熟密质骨，有成人密质骨的显著特征。人在初生婴儿期，仅在人骨的股骨中段出现，日后在所有长骨中逐渐形成。其虽然呈纵向走行，但常有许多分支互相间形成广泛吻合。哈佛管内有小血管，仅有单条的大都为毛细血管，有时可见到两条，为小动脉或小静脉。浮克曼管与哈佛管走向相互垂直，并彼此相通，因此，其中的血管也彼此相通。在哈佛管内还可见到细的神经纤维与血管伴行，大都属于无髓神经纤维，但偶尔可见到有髓神经纤维。这些神经主要由分布在骨外膜的神经纤维构成，从其粗细可表明，既含有节后交感神经纤维，也含有细的无髓痛觉传入纤维。

密质骨的骨板厚度一般为 5 ~ 7mm，但各部位的骨盐分布并不相同。在内外环骨板和间骨板内，骨盐含量很高，而且在各板层中分布一致。各骨单位的骨盐沉积程度并不完全相同，在同一骨单位中，各板层的骨盐分布也不一致。新生成骨单位的骨盐沉积较少，随着骨的生长，骨盐由中央哈佛管附近的骨板逐渐向周围沉积，而且含量不断增多。老的骨单位具有较多的骨盐沉积。

松质骨的骨小梁由骨板构成，但层次较薄，结构简单，一般不显骨单位，在较厚的骨小梁中，也能看到小而不完整的骨单位。其中血管较细或缺失，骨板层之间也无血管，骨细胞的营养则依靠骨小梁表面的骨髓腔血管供给。

3.2.1　骨组织微细结构建模

骨骼作为人体的一种组织器官，结构是非常复杂的。除肉眼所能观察到的骨密质和骨髓外，还具有错综复杂的内部微细结构。这种结构可以保证骨内的血液及营养物质的循环、交换和代谢。要使所制造的人工骨骼具有生物活性，人工骨在制造时所复合的骨生长因子能够促进骨骼的生长和替代，就必须要使人工骨具有这种空间的彼此导通的网状结构，以确保活性物质的交换和运输。

骨组织内部微细结构的仿生 CAD 建模是一种基于骨组织显微研究和解剖学分析的仿生 CAD 建模技术。所谓骨组织解剖学特性是指微观结构中哈佛管与浮克曼管的密度、形状、孔径、走向规律、微管的长度、排列、分布规律等特征。通过切片实验和电子显微镜观察，提取骨内微观组织数据，采用多次实验，按解剖学特性进行统计分析，构建统计数学模型，以此来建立骨组织微结构数学模型，构造具有骨髓腔内部组织微细结构的人工骨三维网状模型。

根据建立模型的要求及骨组织微细结构的特点，对骨组织结构进行抽象，建立骨组织微结构数学模型，使该模型既充分体现骨组织由骨细胞、骨小管、骨板层及浮克曼管构成的空间导通的网状结构，又易于描述和实现。同时构造内部孔洞结构的三维 CAD 模型，以保证微孔空间完全导通；并且有合适的孔隙率、孔径大小和分布。因此，人工生物活性骨骼模拟骨组织微细结构特点的模型应具有以下特征：

（1）在人工骨的外表面和骨髓腔之间仅由骨密质组成。

（2）骨密质由哈佛氏骨板层构成。哈佛氏骨板层由数层且数量逐层增加的骨单位组成。各层骨单位均环绕并平行于骨髓腔排列。

（3）组成哈佛氏骨板层的骨单位内也具有数层且数量逐层增加，各层均环绕并平行于哈佛管的骨细胞，骨细胞位于卵形的骨陷窝内。

（4）骨细胞之间通过骨小管相连，骨单位的哈佛管通过浮克曼管相连。

（5）骨细胞的导通不仅包括同一骨单位内的骨细胞导通，还包括上下骨单位内和不同骨单位内骨细胞的导通。骨髓腔与骨板的导通也通过浮克曼管实现。

（6）不同骨单位内骨细胞的导通是通过哈佛管来实现。

总的来说，为保持人工骨的活性，模型应充分体现骨组织由骨细胞、骨小管、骨板层及浮克曼管构成的空间导通的网状结构特点，同时模型应易于描述及实现。

3.2.2 骨组织二维显微结构研究

（1）技术路线

密质骨二维显微结构研究分为显微图像获取与图像分析两部分。首先对骨标本进行一系列组织学处理，主要试验骨染色方法，以获取清晰的骨显微组织图像，为后续工作打下基础。其次对显微图像进行处理，测量感兴趣的数据，对无法直接测量的参数作体视学推算。最后进行统计分析。技术路线分为组织学处理和图像处理两部分，如图 3-9 所示。

（2）预处理

取股骨中段、桡骨远侧材料切至厚约 5mm。细油石打磨后，用 1200#金相砂纸研磨，在显微镜下进行观察。固定可以使细胞和组织中的有机和无机成分产生凝固或沉淀，防止发生死后组织变化。试验采用 80% 乙醇溶液作为固定剂，将骨浸入乙醇溶液，固定 5 天，每天换液 3 次。

由于骨微管内部有血管、神经等组织，需溶解掉这些组织，以便观察微管结构。将固定后的标本浸入 100% 酒精/丙酮充分脱脂约 3 天，每天换液 3 次。将最后一次酒精倒出 50% 于水中，与水充分混合，若无脂类悬浮物存在就说明脱脂充分。

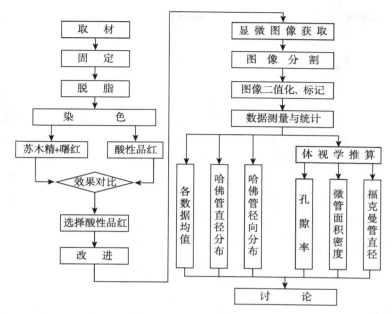

图 3-9 密质骨二维显微结构研究技术路线

（3）染色

①染色方法的选择。

大部分生物学标本或医学标本在生活状态下多为无色透明。经过染色，由于组织内部结构的不同，在嗜色性能上各有所异，光波通过时，波长和振幅发生改变，所以在显微镜下才能清晰地观察其组织结构。

组织学标本的染色通常可分为普通染色和特殊染色。普通染色泛指苏木精—曙红（即 HE）染色或称常规染色法。苏木精（Hematoxylin）可将细胞核染成深蓝色或深紫色，曙红可将细胞质染成红色。常规染色法应用范围较广泛，大多数组织结构都可应用 HE 进行染色。采用苏木精—曙红染色法以及酸性复红染色法作对照。

②染液配置。

Harris 氏苏木精染液配法：1 克苏木精溶于 10 毫升无水乙醇。加热溶解 20 克铵钒（$NH_4AL(SO_4)_2 \cdot 12H_2O$）于 200 毫升水中。将这两种溶液混合，煮沸，加入 0.5 克氧化汞（HgO）。当溶液呈现深紫色时，立即停止加热并将烧瓶浸入凉水中快速冷却。临用前在每 100 毫升染液中加入 4 毫升冰醋酸。

曙红染液配法：0.5 克曙红溶于 100 毫升水。

酸性复红染液配法：先在 10 毫升蒸馏水内溶解 2 克酸性复红，然后加入 90 毫升的纯酒精即成。

③染色操作。

a. HE 染色：将骨试样浸入 Harris 氏苏木精染液染色 1 天。取出后用水洗去玻片上多余染液，浸入盐酸酒精（0.5 毫升盐酸加 70% 酒精 100 毫升，混合即成）分色一分钟。因切片经染色后，不应上色的部分，如胞质部分，亦被染上浮色，必须用盐酸、酒精分化掉这些浮色，使应着色部分深浅适宜。经自来水冲洗 15 ~ 30 分钟促蓝。进入曙红溶液染色 30 分钟，取出后用水洗掉浮色。

b. 酸性复红染色：将细磨和脱脂后的骨置于盛有 2/3 的 95% 酒精的烧杯内，水浴加热 10 分钟。取出骨，浸入盛放染液的烧杯，在慢火上水浴，徐徐加热至沸腾，维持 10 ~ 20 分钟，至染液漫过骨 2 ~ 3 毫米时就停止加热。将骨取出，清水冲洗掉浮色，放入干烧杯，移入 37℃ 恒温箱保存 10 小时，使染液及水蒸发完全。

④染色效果对比。

图 3 - 10（a）为人股骨 HE 染色照片。图像对比很差。可大致区分哈佛管、骨单位。图中所测哈佛管直径约为 50μm。图像中部是浮克曼管连接两根哈佛管。

图 3 - 10（b）为人股骨酸性复红染色照片。哈佛管呈黑色；骨陷窝分布在哈佛氏骨板上，颜色较深；哈佛氏骨板走向清晰。可以观察出这段骨经过改建（remodeling），部分旧骨单位被吸收，剩余部分成为间骨板（不完全同心圆环部分），新的骨单位形成。图 3 - 10（c）为人桡骨远侧酸性复红染色照片，哈佛管以及骨单位边界均可分辨。

 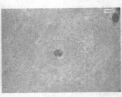 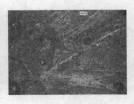

（a）人股骨 HE 　　　（b）人股骨酸性 　　　（c）人桡骨酸性
染色照片 　　　　　　　复红染色 　　　　　　　复红染色

图 3 - 10　骨染色照片

（4）显微组织图像信息获取

使用显微镜对骨磨片进行放大（×450）并进行图像保存。利用显微镜的测量功能得到整个图像的宽度和高度。为后续数据处理以及保证每幅图像拍摄区域不重叠，采用如下拍照方法：从骨外表面开始，每拍一幅照片即将载物台向内环方向移动一个视野的距离，直到另一端外表面。将载物台向下移动一个视野，然后相反方向拍初始端外表面。然后在与此次拍摄方向垂直的路径上按同样方法拍摄。骨表面长度并不恰好等于显微镜视野长度或宽度的整数倍。对于未充满视野的图像，哈佛管数量记为图像中的数量除骨面积占视野面积比例，图像拍摄结果如图 3－11 所示。其中图 3－11（a）～（d）为顺序拍摄的人股骨中段外环至内环显微照片，图 3－11（e）为人桡骨远侧显微照片。

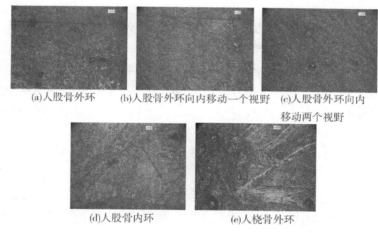

(a)人股骨外环　　(b)人股骨外环向内移动一个视野　　(c)人股骨外环向内移动两个视野

(d)人股骨内环　　　(e)人桡骨外环

图 3－11　骨显微照片

（5）图像处理

①预处理过程。

得到骨组织二维显微图像后，需要对其进行测量，才能得到哈佛氏系统的基本数据。传统分析方法是建立在肉眼观察、人工网格计数的基础上，不仅费时、费力，而且常由于主观因素造成测量结果误差。由于所需测量数据量太大，故传统分析方法不可行。因此可利用 MATLAB 软件的图形处理工具箱，对图像进行自动处理、测量及统计分析。所要进行的图像处理流程如图 3－12 所示。

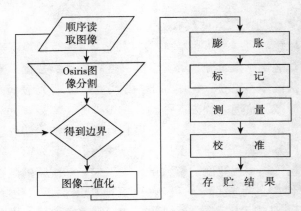

图 3-12　图像预处理过程

②图像分割。

为辨识和分析图像中感兴趣部分（本处为哈佛氏系统），须将它们从图像中提取出来，这个过程就是图像分割。图像分割有三种常用方法：阈值分割、边界检测算子、区域生长。

阈值分割是最简单的图像分割方法。先确定灰度阈值，然后将图像中各个像素的灰度值都与这个阈值相比较，将相应的像素划分为两类。此法适用于在目标或背景内部相邻像素间的灰度是高度相关的情况，但处于目标和背景交界处两边的像素在灰度值上有很大差别的灰度图像。

在利用阈值方法来分割图像时一般对图像都有一定的假设，即基于一定的图像模型。一般情况下，假设图像是由具有单峰灰度分布的目标和背景组成的，即处于目标或背景内部相邻像素间的灰度值高度相关，处于目标和背景交界处的像素有很大的差别。如果一幅图像满足上述条件，那么它的灰度直方图基本上可看作是由目标和背景的两个单峰直方图混合构成的。进一步，如果这两个分布大小（数量）接近且均值相距足够远，而且两部分的均方差也足够小，则总的直方图应为较明显的双峰。以此类推，如果图像中有多个单峰灰度分布的目标，则直方图有可能表现为较明显的多峰。这类图像适合用阈值法进行分割。

边界检测算子是通过计算图像中局部小区域的差分来工作。这类边缘检测算子对噪声都比较敏感。

区域生长是对每个需要分割的区域找一个种子像素作为生长的起点，然后将种子像素邻域中与种子像素有相同或相似性质的像素合并到种子像素所在的区域。将这些新像素当做新的种子像素继续上面的过程，直到再也没有满足条件的像素可以被包括进来。

三种方法的效果比较如图 3 – 13（b）～（d）所示，操作均在 SIRIS 通用医学图像处理与分析软件（日内瓦大学医院，University Hospital of Geneva）下完成。

图 3 – 13（a）为人股骨中段原始图像。

图 3 – 13（b）为阈值分割法结果。由于骨磨片染色后，哈佛管内部、外部像素深度不均匀，而且大量内部、外部像素深度值重合，分割后的图像边界并不清晰，而且边界外很多小块深色区域也被划分出来。

图 3 – 13（c）为边界检测算法结果。哈佛管边缘不清晰，且整个图像噪声大，图像分割后出现大量小块黑白相间区域。

图 3 – 13（d）为区域生长法结果。黄色线条表示被识别的哈佛管边界。

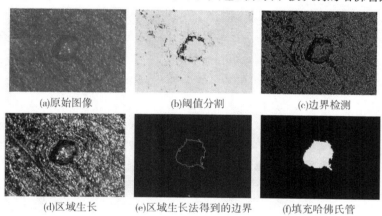

(a)原始图像　　　(b)阈值分割　　　(c)边界检测

(d)区域生长　　(e)区域生长法得到的边界　　(f)填充哈佛氏管

图 3 – 13　图像分割

根据对比结果，区域生长法最适合对哈佛管进行识别。

③获得边界、二值化、膨胀、标记。

利用 OSIRIS 软件划分出哈佛管边界后，与划分前的图像作减法，得到的图形只含有黄色的哈佛管边界。

利用 Otsu 法将图形二值化。由于边界颜色在某些区域可能与其覆盖的颜色接近，二值化后这些点会被划分为背景色，造成边界不连续。为避免这一问题，将图像膨胀，加以封闭。膨胀变换是把结构元素 B 平移 z 后得到 Bz，使 Bz 与原始图像 X 交集不为空集的所有点 z 构成的集合。膨胀后的边界如图 3 – 13（e）所示。图 3 – 13（f）为封闭后的图形，即哈佛管。之后标记图像，也就是区分其中不同连接成分，即不同哈佛管。

3.2.3 数据统计方法

（1）单幅图像统计

图像进行标记后即可利用 MATLAB 提供的函数测量所需要的大部分图像特征数据，包括面积、相当直径、长轴长、短轴长。但 MATLAB 无提供测量周长的函数，需自行开发。

①周长

a. 选择算法

关于周长及弧长的计算，目前已有不少研究。其基本思想是从连续情形的周长公式或长度公式，离散化后得到离散情形的周长公式。由于连续情形的公式不同及离散化的方法不同，所得的公式也不相同，精度也有差异。

最简单的周长计算方法是围绕图形的外边界的长度。如果边界为四连通，这个距离会包含许多 90° 的转弯，从而夸大了周长值。如果边界为八连通，弧线长度会被直线长度代替，从而低估长度值。所谓四连通，就是像素在水平或者垂直方向上连接，而八连通就是像素在水平、垂直以及对角方向连接。

常用的且更为准确的周长公式是建立在如下曲线长度公式基础上的。设 $y = f(x)$ 是区间 $[a, b]$ 上的单值函数，曲线 $y = f(x)$ 从 a 到 b 之间的长度：

$$L = \int_a^b \sqrt{(\mathrm{d}x)^2 + (\mathrm{d}y)^2} = \int_a^b \sqrt{1 + \left(\frac{\mathrm{d}y}{\mathrm{d}x}\right)^2} \, \mathrm{d}x$$

当把 $[a, b]$ 划分为 n 段小的区间，即 $a = x_0 < x_1 < \cdots < x_{n-1} < x_n < b$，则 L 可表示为

$$L \approx \sum_{i=1}^n \sqrt{(x_i - x_{i-1})^2 + (y_i - y_{i-1})^2}$$

这是曲线长度计算的一个近似公式。

根据上述长度计算的数学原理，Kenneth R. Castleman 在正方形网格离散数据结构基础上，给出了如下长度算法：对于数字化的弧线 $S = P_0, P_1, \cdots, P_n$，可以用计算从 P_0 到 P_n 的步数来确定其长度，水平和垂直的步幅记为一个单位，而对角线的步幅记为 $\sqrt{2}$ 个单位。

采用 3×3 方格有序编码法来识别每一步是水平、垂直还是对角线，并给出下列长度公式：

$$L = N_e + \sqrt{2} N_o \qquad\qquad (3-4)$$

式中 N 是步幅数，脚标 e（偶数）表示水平步幅或垂直步幅，脚标 o（奇数）表示对角线步幅。此公式在正方形网格八连通情形中使用。在正方形四连通情形中，也有类似的计算公式。

以图 $3-14$ 为例，对上述三种算法的精度进行比较。

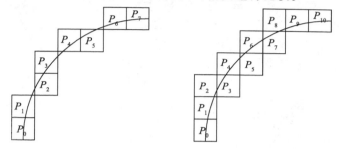

图 3-14　八连通、四连通对曲线的不同表示

图 $3-14$ 中曲线为 1/4 段圆弧，方格为像素。曲线理论长度为 $1/4 \times 2\pi \times 5.5 = 8.635$。计算八连通像素数、四连通像素数以及按照式（$3-4$）计算 1/4 圆弧弧长并分析进行误差分析，如表 $3-1$。可见，按式（$3-4$）计算的周长值与连续曲线实际值最为接近。

表 3-1　1/4 圆弧弧长的三种算法计算结果及误差分析

	连续弧线	八连通像素	四连通像素	式（3-4）
长度	8.635	8	11	8.242
误差	0	7.35%	27.39%	4.55%

b. 算法实现

根据式（$3-4$），编写 GetPerimeter（）函数，其算法如图 $3-15$（a）所示。

本算法统计了哈佛管（骨单位）面积、相当直径、长轴、短轴以及周长五个基本指标。MATLAB 测量结果的单位为像素。为将其转化为微米，分别使用 KEYENCE 显微镜和 MATLAB 测量图像的长、宽，二者比较得到比例系数。据此系数即可得到以微米为单位的各项指标。

根据图形周长以及面积，可得到一个普遍采用的描述图形的参数——圆度。其最常用的形式为 $C'=\dfrac{P^2}{4\pi S}$。其中 C' 为圆度，P 为图形周长，S 为图形面积。

（2）整个截面数据统计

编写 MATLAB 程序，读取同截面各图像测量结果，统计整个截面所有图像哈佛管/骨单位的六个基本指标：数量、面积、相当直径、长轴长、短轴长、周长。

微管孔隙率、浮克曼管直径、微管表面积密度三个量无法直接测量，故利用体视学原理对其进行了推算。

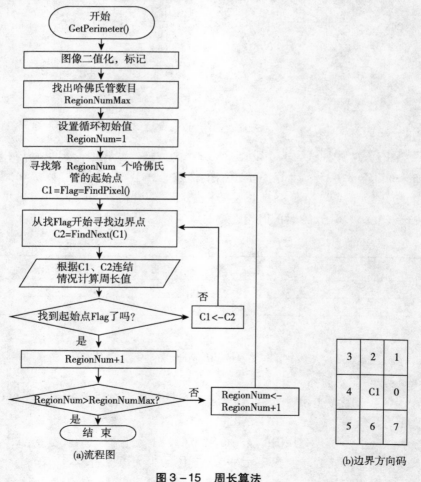

(a)流程图

(b)边界方向码

图 3-15　周长算法

①孔隙率。在工程中，孔隙率的测试方法很多，如直接法、气体膨胀法、压汞法、密度法、吸渗法等。由于密质骨内部微管直径仅为数十微米，各种流体难以完全浸入，因此无法使用气体膨胀法和吸渗法；压汞法虽然可以进行微米级孔隙率的测量，但需专门仪器；没有密质骨的理论密度，无法使用密度法；无法采用直接法，即不能将密质骨完全碾碎以测量骨质所占体积。本处向读者介绍一种采用体视学原理得出密质骨孔隙率、单位骨体积哈佛管壁面积以及浮克曼管直径等图像特征参数的方法。

图 3 - 16（a）表示了骨显微结构立体形貌，图 3 - 16（b）为距底面距离 x，且平行于底面的横截面。设立方体边长为 l。用平行于底面的平面去割立方体，截平面上哈佛管面积为 A_x，微体积为 $\mathrm{d}V_x = A_x \mathrm{d}_x$。

$$\therefore V = \int_0^l A_x \mathrm{d}x \qquad V_V = \frac{V}{V_T} = \frac{\int_0^l A_X \mathrm{d}x}{l^3}$$

式中 V_V 为哈佛管孔隙率，V_T 为测量总体积。

根据定积分中值定理，$\overline{A_A} = \dfrac{1}{l} \displaystyle\int_0^l \dfrac{A_x}{l^2} \mathrm{d}x = \dfrac{\displaystyle\int_0^l A_x \mathrm{d}x}{l^3}$，有：

$$\overline{A_A} = V_V$$

需要注意的是 $\overline{A_A}$ 为所有连续截面的哈佛管面积分数，用一个截面的 A_A 代替会带来误差。减小误差的方法是对一块试样测量其更多截面。

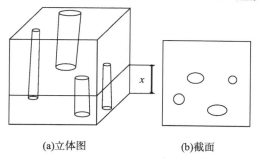

(a)立体图　　　　　(b)截面

图 3 - 16　推导 $V_V = A_A$ 的模型图

分别将每幅图像哈佛管面积、骨面积相累加，相除之后得到 A_A，采用此数据作为孔隙率测量值。

②微管表面积密度。微管表面积密度意义是单位测量体积内的微管表面积。下面推导 S_v 计算公式。推导示意图见图 3 – 17。

在任意 x 截面上，此截面所有哈佛管周长为 L_x，哈佛管管壁微面积为 $dS_x = L_x dx$，有：

$$S = \int_0^l dS_x = \int_0^l L_x dx$$

$$S_V = \frac{S}{V_T} = \frac{\int_0^l S_x dx}{l^3} = \frac{\int_0^l L_x dx}{l^3}$$

式中 S 为哈佛管表面积。根据定积分中值定理，有：

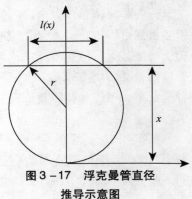

图 3 – 17　浮克曼管直径推导示意图

$$\overline{L_s} = \frac{1}{l} \int_0^l \frac{L_x}{l^2} dx = \frac{\int_0^l L_x dx}{l^3} = S_V$$

同 $\overline{A_A}$ 一样，用单一截面的 L_s 代替 $\overline{L_S}$ 也会带来误差，减小误差的方法同样是对更多截面作测量。

③浮克曼管直径。由于截面并不总在浮克曼管直径所在平面上，所以测量到的数据并不是直径的真实值，而是其数学期望的近似值。下面推导浮克曼管直径测量值数学期望与其真实值的关系。

$$\begin{aligned}
E(l) &= \int_0^{2r} l(x) p(l(x)) \, dx \\
&= \int_0^{2r} l(x) \frac{1}{d} dx \\
&= \frac{1}{d} \left[\int_0^r 2\sqrt{r^2 - (r-x)^2} \, dx + \int_r^{2r} 2\sqrt{r^2 - (x-r)^2} \, dx \right] \\
&= \frac{\pi d}{4}
\end{aligned}$$

所以浮克曼管实际直径应是测量值数学期望的 $4/\pi$ 倍。

（3）分析与讨论

①骨形态

大段骨制造资料如表 3 – 2 所示。

表 3 – 2 基础数据（30 岁中国男性）

序列	名称	典型直径 Φ	设计直径 Φ	典型径向长度	设计径向长度
1	股骨外径	25mm	25mm*		30mm
2	股骨内径	14mm	14mm*		30mm
3	Haversian Canal	50μm	300μm**	3 ~ 5mm	5mm
4	Volkman's Canal	5 ~ 10μm	50μm***		

注：*第四军医大学骨科实验室提供；**一个骨单位的直径 $\Phi_{osteon} \approx 300\mu m$；***按实际 Haversian Canal 直径值增大 6 倍计。

a. 哈佛管直径、面积、孔隙率

人股骨中段、人桡骨远侧哈佛管平均直径在 50 ~ 55μm，哈佛管平均面积为 2155 ~ 2374μm^2，差异明显。而总体孔隙率均在 2% 左右。国外有学者发现，不论男女，密质骨孔隙率与哈佛管最大、最小直径之间有显著关联，其中最小相关系数 $r = 0.58$，显著性水平 $p = 0.05$。

b. 哈佛管直径分布。骨截面上哈佛管直径分布均为正态分布或近似正态分布。人股骨、人桡骨哈佛管直径小于 20μm 或大于 80μm 的数量很少；而犬桡骨哈佛管直径绝大部分分布在 10 ~ 40μm 之间。

c. 哈佛管分布密度。人股骨中段、人桡骨远侧哈佛管密度相当，分别为 9.05 个/mm^2、9.86 个/mm^2。

d. 浮克曼管直径。根据浮克曼管测量直径推算的理论直径，人股骨中段为 48.15μm，人桡骨远侧为 43.11μm，分别与对应截面哈佛管直径相差 8% 和 22%。人股骨中段、桡骨远侧浮克曼管直径小于对应哈佛管直径。

e. 哈佛管距离与浮克曼管位置的关系。Kate Deisseroth 和 Harry Hogan 发现哈佛管以及骨单位的走向明显不是沿骨长轴方向直上直下。在浮克曼管与哈佛管连接处，它们相互靠近，离开连接处后又相互分离。由表 3 – 3 可知，三个骨截面浮克曼管平均长度均约为骨单位平均直径的 60%。这个数据定量地验证了以上结论。从进化学的角度考虑，有可能是为了减小哈佛管与浮克曼管连接处输送血液的阻力。三个截面此比例接近，推测是一个普适值。

表 3-3　实验观察的哈佛管、浮克曼管基础数据

序列	名称	典型数目	设计数目
1	Haversian canal	20 个/mm^3，分布在 3mm^2/mm^3	5 个/mm^2 $5 \times s_H = 0.35$mm^2/mm^{2*}
2	Volkman's canal	5000 个***	20 个/mm^2 $20 \times s_V = 0.04$mm^2/mm^{2**}
3	骨细胞陷窝	25000 个/mm^3，分布在 5mm^2/mm^3	
4	骨小管	1000000 个，分布在 160mm^2/mm^3	

　　注：* Haversian canal 单管面积 $s_H = (0.3/2)^2 \pi = 0.0707$mm^2，每平方毫米上分布 7 个 Haversion canals，共占面积 0.5mm^2；** Volkman's canal 单管面积 $s_V = (0.05/2)^2 \pi = 0.0020$mm^2，每平方毫米上分布 100 个 Volkman's canals，共占面积 0.2 mm^2；*** 每平方毫米可分布 5000 个骨陷窝，以此为基础假设 Volkman's canals 的数目。

　　f. 骨单位。人股骨中段和人桡骨远侧骨单位平均直径均在 170μm 左右。两个骨截面，哈佛管平均面积与骨单位平均面积之比约为 9%。骨单位直径分布，人股骨中段与人桡骨远侧在 90～280μm 之间。

　　本试验所测量的人长骨哈佛管直径与哈佛管密度、人长骨骨单位直径、人长骨孔隙率与检索到的文献基本一致。说明所采用的组织学处理方法以及图像处理、分析程序没有大的误差，结果是比较可靠的。

3.2.4　骨组织微细结构的简化

　　骨骼的活性来自于它的微细结构及组成成分，即由骨陷窝、骨小管、浮克曼管和哈佛管构成的空间网状结构，这种结构可以保证骨内的血液及营养物质的循环、交换和代谢。因此，要使所制造的人工骨骼具有生物活性，所制备的骨支架必须具有这种空间彼此导通的网状结构，以确保人工骨植入后营养物质的交换和运输。

　　本案所列举的人工骨内部微观结构三维仿真模型，是基于骨显微组织研究和解剖学分析的一种仿生 CAD 模型。骨组织的微观结构是一个

复杂的立体形态，微管结构的空间走向和转角对骨细胞的生长和血管的爬入具有重要作用。通过电子显微镜观察微管结构中哈佛管与浮克曼管的密度、形状、孔径、走向规律、排列等特征，以及在组织切片机上对骨内部不同结构进行组织学研究，来建立骨组织微结构数学模型，构造具有骨髓腔内部组织微细结构的人工骨三维网架模型。图 3 – 18 即为通过对成年人股骨内部微观结构解剖学特征及其统计规律的研究，经抽象化后所建立的横断面仿生模型。

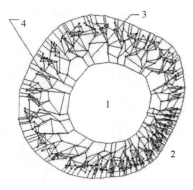

图 3 – 18　人工骨内部微管系统建模

（1）根据建立模型的要求及骨组织微细结构的特点，须对骨组织结构做如下简化：

骨由骨膜、骨质和骨髓构成。考虑到骨膜及骨髓的形态、特点，骨的主要构成部分为骨质，故假设骨全部由骨质组成。因此，对骨组织微细结构的模型建立可以在仅考虑骨质的结构特点上进行。

骨密质及骨松质都是由骨板构成的，并且骨松质只分布在骨的少数部位。因此，忽略骨密质与骨松质的区别，假定骨质由骨密质组成。

（2）根据排列方式，骨板可分为四种，但四种骨板在结构上是类似的，考察它们在骨密质中的分布及数量，假定骨密质全部由哈佛氏骨板构成。

哈佛氏骨板由骨单位组成，骨单位内有骨细胞，骨细胞位于骨陷窝内，彼此通过骨小管相连。骨单位之间通过与哈佛管垂直导通的浮克曼相连。

（3）根据骨细胞、骨母细胞、破骨细胞的发生形态及它们之间的相互关系，忽略骨细胞与骨母细胞及破骨细胞的区别。

骨单位在哈佛氏骨板内的分布与骨细胞在骨单位内的分布规律相似，可采用相似或统一模型。

（4）根据以上的简化，人工生物活性骨内部模仿骨组织微细结构的模型（简称仿生结构）具有以下特点：

① 在人工骨外表面和骨髓腔之间仅由骨密质组成。

② 骨密质由哈佛氏骨板构成。哈佛氏骨板由数层且数量逐层增加，各层均环绕并平行于骨髓腔排列的骨单位组成。

③ 组成哈佛氏骨板的骨单位内也具有数层且数量逐层增加，各层均环绕并平行于哈佛管的骨细胞，骨细胞位于卵圆形内的骨陷窝内。

④ 骨细胞之间通过骨小管相连，骨单位的哈佛管通过浮克曼管相连。

⑤ 骨细胞的导通不仅包括同一骨单位内的骨细胞导通，还包括上下骨单位内，不同骨单位内骨细胞的导通。骨髓腔与骨板的导通也通过浮克曼管实现。

⑥ 不同骨单位内骨细胞的导通是通过哈佛管实现。

具体针对所建立的数学模型做出如下数学量化：

（1）骨单位与骨干长轴呈平行排列，中央为哈佛管。哈佛管与其周围环形排列的骨板层共同组成骨单位，亦称作哈佛系统。哈佛管的直径平均为 $300\mu m$，长度大约为 $3\sim5mm$。骨单位之间通过浮克曼管相互连通，浮克曼管的直径平均为 $200\mu m$。

（2）骨单位的分布采用近似随机均匀分布。

（3）骨单位的导通不仅包括同一截面内的骨单位的导通，还包括上下截面内不同骨单位间的导通。

这一模型较为精确地反映了骨组织内部的微细结构特征，既符合骨组织组成部分的自相似特点，也为仿生骨微细结构统一模型的描述和建立带来方便，并能够实现利用快速成型工艺在每个加工层面上逐层堆积，构造出内部三维网架的设计思想。

3.2.5　人工骨组织微细结构模型的实现

（1）给出骨细胞的填充率 N

（2）求骨单位分布之层数

$$\frac{q^{n+1}-1}{q-1} \cdot a_0 \cdot N_{单位} = N_F \qquad (3-5)$$

式中：

q —— 等比基数，这里取为 2 ；

n —— 骨单位分布层数 ；

a_0 —— 首层骨单位分布个数，为 2 的整数次方 ；

$N_{单位}$ —— 每个骨单位内骨细胞的个数 ；

N_F —— 骨细胞总数 ；

（3）近似随机平均分布算法得出骨单位中心坐标

Ⅰ）在两轮廓结点之间的线段上随机分布 m 个点（将轮廓结点按该层骨单位数进行平均得到平均数，从 0 开始依次累加该平均数，每累加一次取其和的上限作为骨单位所在轮廓线段两节点的下标，由此可统计出 m），实现沿轮廓线方向的随机分布。

Ⅱ）径向随机分布。给出径向范围，即一个类似带状区域，再将上步结点映射到该范围内。

Ⅲ）求出骨单位中心坐标。

（4）根据骨单位求出骨细胞的位置

Ⅰ）给出一个单位圆的骨细胞分布。

Ⅱ）以骨单位为中心将其平移即可。

（5）确定模型加工路径

按照微细结构的仿生模型来设计加工路径，设 P_{ij} 为骨单位中心点的坐标，i 代表层号（$i=1$，2，…，m），j 代表骨单位在该层中的序号（$j=1$，2，…，n），各层骨单位序号方向相同，P 为 P_{ij} 与骨髓腔 cen 的连线与骨骼外壁的交点。

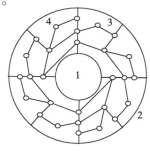

图 3 - 19 实际加工路径数学模型

图 3-19 为针对实际加工工艺所量化后的数学模型。其中 1 为骨髓腔，2 为骨骼外壁，3 为浮克曼管，4 为哈佛系统（骨单位）。

根据加工路径设计原则，将骨截面加工路径由内向外分为三部分来进行处理，即第一层三维网架（$i=1$）（见图 3-20）、中间层三维网架（$i=2$，3，…，$m-1$）（见图 3-21）和最外层三维网架（$i=m$）（见图 3-22）骨单位的加工路径。

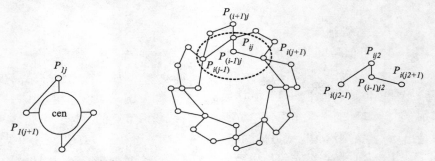

图 3-20　三维网架加工路线示意图（第一层）

图 3-21　三维网架加工路线示意图（中间层）

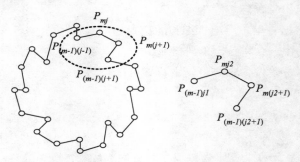

图 3-22　三维网架加工路线示意图（最外层）

根据图示，骨截面中第一层、中间层和最外层骨单位分布情况及其导通路径示意图，相应的加工顺序可依次表示为：

$\text{cen} \rightarrow P_{1j} \rightarrow P_{1(j+1)} \rightarrow \text{cen}$；$P_{i(j2-1)} \rightarrow P_{(i-1)j2} \rightarrow P_{ij2} \rightarrow P_{i(j2+1)}$；$P_{(m-1)j1} \rightarrow P_{mj2} \rightarrow P_{m(j2+1)} \rightarrow P_{(m-1)(j2+1)}$。

最后，当一个骨截面内的骨单位加工完毕时，应增加从 $P_{(m-1)0}$ 到骨髓腔 cen 的通路，即一层骨截面的加工路径从骨髓腔 cen 开始，也以 cen 结束。

在具体按此微细结构模型的加工路线制作三维网架时，同一截面内骨单位间的导通可以直接通过逐点扫描来实现，而上下截面内不同骨单位间的导通则是依靠喷头在扫描过程中于拐点（哈佛系统）处的短暂停顿挤压丝材而成。

总之，一层骨截面的加工路径从该层截面的质心开始，也以截面的质心结束。图 3－23、图 3－24 则为对应的人工骨内部微细结构加工过程仿真图。

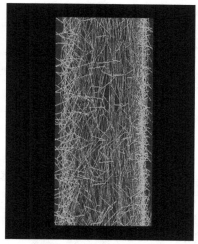

图 3－23 活性人工骨
微观结构的仿生设计

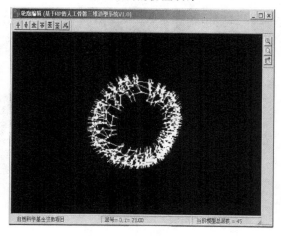

图 3－24 微细结构的一层横截面数据

3.3　生物活性骨支架内外结构一体化建模

由于切片厚度太大，也就是采样间隔过大，导致信息丢失严重。一些哈佛管找不到相邻切片中的对应组织，在实体模型上的表现是有块状或者短条实体存在，而不是完整的哈佛管，此外模型边缘部分的块状有可能是在某个切片进入视野，而后穿出。

哈佛管走向基本平行于骨长轴，为非规则圆柱体，不同截面有形状和位置的变化。研究发现有两种分支结构存在于所建的三维模型中，第一种如图 3 – 25（a，b）所观察到的浮克曼管连接两根哈佛管，这种分支结构较为常见。第二种为一根哈佛管从另一根哈佛管中长出而形成分支，图 3 – 25（c）~（e）属于这种类型，这种分支结构也普遍存在。第三种如图 3 – 25（f）所示，为一根哈佛管末端与另一根哈佛管始端通过浮克曼管连通。

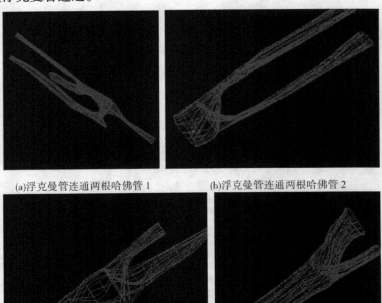

(a)浮克曼管连通两根哈佛管 1　　　　(b)浮克曼管连通两根哈佛管 2

(c)哈佛管直接分支 1　　　　(d)哈佛管直接分支 2

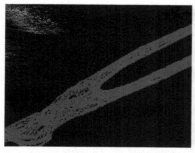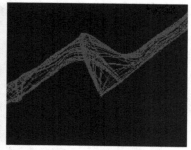

(e)哈佛管直接分支 3　　　　　　　　(f)哈佛管末端与始端连通

图 3-25　分支结构

3.3.1　数据统计及结果分析

（1）孔隙率、微管面积密度

在三维实体模型中，微管体积和微管表面积可以直接利用 I - DEAS 测量。根据这两个数据可以得出孔隙率以及微管面积密度。

（2）哈佛管夹角

哈佛管空间走向可以通过对其夹角测量得到。利用 I - DEAS 软件对通过浮克曼管相连和具有分支结构的哈佛管之间的角度进行了测量。为保证所测角度确是哈佛管之间的角度，使用"Angle by Vector"命令测量。在距离连通截面 400 ~ 800μm 处取截面，测量所用向量取截面中心点的连线，共测量夹角 15 个，如图 3-26（a）所示。因为有些被浮克曼管连通的哈佛管只在一张切片中出现，所以测得的哈佛管夹角数据少于观察到的浮克曼管数。作为对比，测量了 15 对在小段距离内相邻但并不连通的哈佛管的夹角。

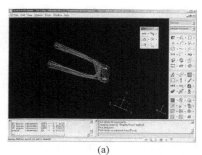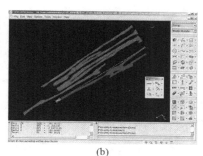

(a)　　　　　　　　　　　　　(b)

图 3-26　哈佛管夹角、长度测量

（3）哈佛管长度

由于切片间距大，部分哈佛管在不同切片内位置差异大，导致无法重构为一个整体。这样测量哈佛管平均长度是不准确的。通过测量六根重构得比较完全的哈佛管长度（见图 3 -26（b））来进行哈佛管长度的统计学分析。

根据三维模型直接测量的骨形态数据如表 3 -4 所示。

表 3 -4　骨形态数据

参数	测量结果	参数	测量结果
组织体积（TV）	24.74mm^3	微管表面积密度（Ca. S/TV）	4.73
微管体积（Ca. V）	0.79mm^3	哈佛管最大长度	3.67mm
微管面积（Ca. S）	117.08mm^2	哈佛管非连接处夹角	5.7°
孔隙率（Co. Po）	3.2%	哈佛管连接处夹角	12.2°

①哈佛管走向

综合以上观察结果可以发现，哈佛管在远离连通处夹角较小，绝大部分在 0 ~10°之间，平均为 5.7°。在连通处附近（400 ~800μm）夹角主要分布在 5° ~15°之间，甚至有 20° ~25°的夹角，平均夹角为 12.2°（见图 3 -27，H.C. 代表哈佛管 Haversian Canal）。

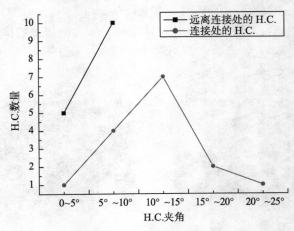

图 3 -27　哈佛管夹角分布

可见，哈佛管的走向并非处处一致。在远离浮克曼管或者分支处，哈佛管接近平行；但在接近分支的位置附近，哈佛管相互接近（夹角增大）。这种结构减小了起连通作用的浮克曼管的长度，增大了哈佛管与浮克曼管在连通处的角度。该结构特征会减小体液流经浮克曼管的阻力，有利于骨内物质交换。

②哈佛管长度

就所测量的数据来说，哈佛管的最大长径比达到了 50～60。哈佛管长度大，体液沿同一哈佛管流动距离长，减少了由于过流断面急剧变化产生的阻力。

③微管内体液流动性

哈佛管在连通处发生弯曲，相互接近，一方面降低了哈佛管之间体液流动的阻力，另一方面增大了单一哈佛管内流动的阻力（弯曲管道流动阻力大于直管）；哈佛管长径比大，减小了骨内单位长度的流动阻力，却对哈佛管之间的流动产生影响，体液倾向于沿阻力小的路径流动，而流向浮克曼管的阻力大于沿哈佛管继续流动的阻力。

由上述分析可知，哈佛管走向以及哈佛管长度是一对影响体液流动性的矛盾。在人工活性骨的设计中，可以参考自然骨的形态，控制这两个参数，产生最好的综合流动性。

3.3.2　外形 CAD 与内部结构 CAD 复合研究

将外形 CAD 与内部结构 CAD 复合一体化，构造出完整的骨骼 CAD（包括外表面与内部微结构），为进行人工骨的制造准备数据。具体包括以下几部分内容：

①首先由分层软件读入骨骼外形 CAD 的 STL 文件；

②对该模型进行分层；

③在骨骼外形轮廓内按一定加工路径来构造骨骼微孔模型；

④将骨骼外形 SLB 数据文件与内部结构数据文件复合起来。通过所有层面的"堆积"实现完整三维骨骼的快速成型（包括外表面与内部微结构）。

通过上述的仿生 CAD 建模，将骨骼外形结构与内部微管结构建模复合起来，构造出完整的骨骼 CAD 模型，为进行骨骼的制造准备数据资料。

　　该模型既符合骨组织组成部分的自相似特点，也为统一模型的描述和处理带来方便。基于该数学模型，结合 AJS 系统的制作工艺，所制作的三维网架可真实再现骨组织内部的微观仿生结构，同时网架结构的直径则由成型工艺进行合理控制。

第四章　人工骨成型设备及成型工艺研究

4.1　人工骨专用成型设备——AJS 系统

AJS 系统是在 FDM 工艺技术的基础上开发的，该系统采用气压作为动力源，将成型材料加热到一定温度的低黏性熔融状态后由受控喷头挤出，同时让工作台按所要加工试件的层面几何形状进行扫描运动，使成型材料沉积于工作台或前一沉积面上，当一层平面内的扫描运动完成后，工作台 Z 向下降一个高度，继续进行下一层的扫描运动，最终实现层层黏接，成型出整个三维实体。AJS 系统结构示意图如图 4-1 所示。

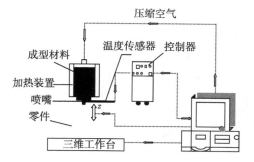
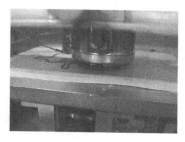

图 4-1　AJS 系统结构示意图及喷头设备

按照成型原理，AJS 系统的丝材流量必须与工作台运动速度相匹配，而流量大小又和温度有关。因此，必须根据成型材料的流量、依靠工作台的运动速度来进行控制，才能精确控制丝材精度，制作出空间结构的丝架结构。此外，试件的成型精度、出丝效果、形状及直径大小等都直接取决于 AJS 系统喷头的加工精度。避免喷嘴出口处的形状误差，是保证丝材成型制作均匀稳定的前提。在进行系统控制软件的调试中，由于采用了双喷头进行制作，因此需要重新初始化各种变量，包括读取工艺参数，生产 SLB 文件，打开并定位轮廓数据文件等。具体制作时，先用 Scan 函数来加载数据制作外轮廓，当开始制作内部三维网架时，调用 Decide 函数来执行操作，并自动处理程序中零点与定位点的关系，协同双喷头相互的切换动作，共同完成加工过程。其中 AJS 系统的整体信息控制流程如图 4 - 2 所示。

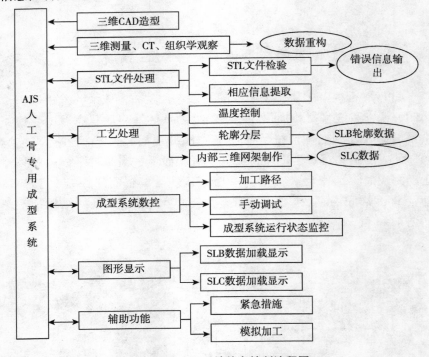

图 4 - 2 AJS 系统信息控制流程图

4.1.1 空间拉丝及固化机理

成丝过程是指在牵引力或重力的作用下，依靠材料本身的黏性和黏接性能连续搭接而成为丝材的过程。例如蚕"吐"丝就是通过"牵引凝固"的原理，将丝液拉成细丝，其直径可达 0.002mm。观察中还发现，如果将蚕刚"吐"出的丝剪断，蚕就难于再继续拉丝了。这说明蚕丝不是"吐"出来的，而是随着其头部的摆动"拉"出来的，这一现象可以形象地说明制作空间三维网架时丝材的制作工艺。

丝材从喷头中被挤压出来以后，要经过拉伸变形、固化成型后才能成为细丝（见图 4 - 3）。其中 Q_p 代表丝材刚从喷头中挤压出时挤压和拉伸变形的共同作用区，h_k 为开始制作空间网架时喷嘴距已固化层壁之间的高度，Q_{s1} 代表丝材未固化时的空间拉伸变形区，Q_{s2} 代表介于拉伸变形和完全固化之间的过渡区，Q_{s3} 代表已完全固化区，θ 角度代表假定成型出的丝材在 Q_{s1} 区为直线时与垂直方向的夹角。如图 4 - 3 可知，丝材的固化时间应是从丝材扫描起始到这条丝材不再产生拉伸变形时所用时间的总和，即 Q_p 区、Q_{s1} 区和 Q_{s2} 区丝材固化所用时间之和，而扫描出的丝材形状及表面质量主要取决于 Q_{s1} 区丝材的变化情况。

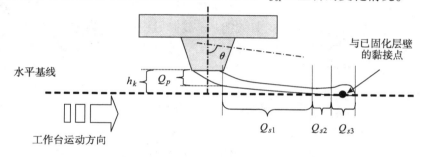

图 4 - 3 空间丝材成型原理示意图

在一定的工作台运动速度下，当制作轮廓表面时，层层之间丝材黏连作用明显，从而使得 Q_{s2} 区更趋向于已固化的 Q_{s3} 区，丝材随牵引力的作用而使 θ 角变大，Q_p 区相应变短；当空间扫描成丝时，Q_{s2} 区趋向于拉伸变形的 Q_{s1} 区，Q_p 区相应变长。因此，严格说来 Q_{s1} 区的长度无法精确确定，只有通过合理地控制工作台运动速度，使 Q_{s1} 区尽可能长一些，让丝材拉伸变形程度处于平衡均匀的状态，才能成型出笔直的细丝来。

4.1.2 丝材成型过程的数学模型

成型材料的液固双相流涉及材料学、流体力学和高分子等学科知识，如果通过精确的数学模型对材料流动及拉丝过程进行描述显得繁琐且没有必要。故这里仅通过定义丝材为稳态丝材，由丝材温度分布为空间位置函数及时间的函数，建立初步的数学模型，建立各函数之间的关系，来说明成型过程中丝材的各因素之间的数学关系。

丝材成型的理论分析是基于下列三个方程式（4－1）～（4－3），即丝材成型连续性方程式、丝材成型运动学方程式和丝材能量方程式：

$$\begin{cases} \dfrac{\partial \rho}{\partial t} + \dfrac{\partial \rho v_i}{\partial x_i} = 0 & (4-1) \\[3mm] \rho \dfrac{\mathrm{d}v}{\mathrm{d}t} = \rho g + v\sigma_{ij} & (4-2) \\[3mm] \rho c_p \dfrac{\mathrm{d}T}{\mathrm{d}t} = \sigma_{ij}\dfrac{\partial v_i}{\partial x_i} - \dfrac{\partial J_i}{\partial x_i} - \dfrac{\mathrm{d}E}{\mathrm{d}t} & (4-3) \end{cases}$$

式中 ρ，v，T，J，E，c_p，σ_{ij} 分别是材料密度、出丝速度、丝材温度、热流通量、单位质量丝材的能量、比热及应力，g 为重力加速度。

从丝材成型连续性及运动方程式可以推导出成型过程中丝材各点的速度、直径、速度梯度以及在喷嘴处丝材流体的径向速度分布、剪切速率分布等参数。对于丝材能量方程式而言，等式左边为微单元的总能量，右边第一项为应力对微单元所做的功，第二项为微单元热量的传递，第三项为微单元的动能。丝材是在自身重力、气体压力的推动以及工作台运动的共同作用下进行拉伸，产生固化成型的，而其中能量方程式可以定性地探讨丝材成型加工拉伸的热平衡、丝材上各点的温度及冷凝固化的时间等问题。

首先选取一微小圆柱体丝材作为微单元进行研究，在微单元前端施加一个牵引力，使得材料产生一维方向的拉伸运动，则有等式（4－4）成立：

$$\sigma_{ij}\frac{\partial v_i}{\partial x_j} = \sigma_{11}\frac{\partial v_1}{\partial x_1} = \sigma_{11}\cdot\dot{\varepsilon}_{11} \qquad (4-4)$$

该式也可以理解为外力对丝材所做的功。由于丝材的传热方式与固化过程密切相关，并且影响丝材速度分布以及应力分布等因素，因此可以通过分析丝材温度的变化来研究成型过程中丝材的几何形状特征。下面就以能量平衡方程式来推导出丝材的温度分布变化规律。

以一段圆柱体丝材微单元为研究对象，其长度为 L，直径为 D，假定微单元内部的温度分布是均匀的，并等于某个平均温度 T_d。

首先考虑将挤出的丝材熔体置于空气中自然冷却时，其热平衡方程可表示为：

$$Q_g = \rho c_p V \frac{\mathrm{d}T}{\mathrm{d}t} = -\alpha A_S (T_d - T_g)$$

上式可写成：　$$\frac{\mathrm{d}T}{\mathrm{d}t} = -\frac{\alpha A_S (T_d - T_g)}{\rho c_p V}$$

或　$$\frac{\mathrm{d}\ln(T_d - T_g)}{\mathrm{d}t} = -\frac{\alpha A_S}{\rho c_p V} \tag{4-5}$$

式中 Q_g 为传热强度，ρ 为材料密度，c_p 为材料比热，V 为丝材体积，α 为对流传热系数，A_S 为丝材表面积，T_g 为环境的温度，$T_d - T_g$ 可解释为散热过程中丝材自身温度与环境温度差。此式为对数温度梯度，它的大小可说明丝材成型过程中的冷却强度。负号表明材料熔体沿着扫描路线方向温度不断地下降。此式说明成型过程中的对数温度梯度随着对流传热系数增加而提高，随着挤出丝材的质量（$\rho \cdot V$）和比热 c_p 的增加而提高。

代入初始条件 $t = 0$，$T = T_1$，则丝材的温度 T 随时间变化的关系式如下：

$$\frac{T - T_g}{T_1 - T_g} = e^{-A_s \alpha t /(\rho c_p V)} = e^{-t/\lambda}$$

其中参数 $\lambda = \rho c_p V / \alpha A_S$ 为丝材的遇冷固化的时间常数。λ 值越小，丝材所对应的温度变化越快。在给定的热参数情况下，时间常数 λ 同比值 V/A_S 成正比，因此能够说明丝材的表面积同体积之比越大，温度变化越大。

考虑到由于丝材主要是通过对流和向外辐射的传热方式实现固化的，并且其内部不发生轴向热传导，则有单位体积的总热平衡方程式：

$$Q_g = \frac{1}{V} [\alpha A_S (T_d - T_g) + \sigma \varepsilon S (T_d^4 - T_g^4)] \tag{4-6}$$

等式右边前一项为以对流方式散失的热量，后一项为以辐射方式散失的热量，σ 为 Stefan 常数，ε 为辐射系数。

因此对于整个拉丝工艺过程总热平衡方程式可以写成：

$$\begin{aligned}
W - \dot{E} - Q_g &= \sigma_{11} \cdot \dot{\varepsilon}_{11} - \dot{E} - [\alpha A_S (T_d - T_g) + \sigma \varepsilon S (T_d^4 - T_g^4)] \\
&= \sigma_{11} \cdot \dot{\varepsilon}_{11} - \left[\frac{1}{2} m \left(\frac{\mathrm{d}v}{\mathrm{d}t}\right)^2 + mgh_k\right] - \\
&\quad [\alpha A_S (T_d - T_g) + \sigma \varepsilon S (T_d^4 - T_g^4)] \tag{4-7}
\end{aligned}$$

其中 $\dot{W}$ 为单位时间内丝材总形变能，$\dot{E}$ 为牵引过程中丝材内能的变化。由此式可以看出 h_k 越高，丝材的能量随之降低，因此会严重影响拉伸效果，因此，为使成型工艺稳定可行，应该对 h_k 的值进行理论分析。由挤压原理可知，

$$h_k = v_p \cdot t_n \tag{4-8}$$

实际工艺中，为使得出丝流量与丝材拉伸相匹配，以保证在拉伸过程中能够成型出均匀、笔直的细丝，必须使得 v_s 和 v_p 成一定比值，实验中通常选取 $v_s / v_p = 10$，将第二章图 2-5 拟合出的丝材固化时间 $t_{(n)}$ 与工作台运动速度 v_s 的关系式 $t_n = 33.838 v_s^{-1.3959}$ 和实际工艺中 $v_s = 15 \sim 25\,\mathrm{mm/s}$ 的条件带入到式（4-8）中，得到 h_k 相应的取值范围应为 $0.946 \sim 1.158\,\mathrm{mm}$。

通过上述理论分析可得出以下结论：

（1）流量一定时，工作台移动速度是丝材成型的重要参数，而丝材自身重力和气体的推动作用对丝材成型影响较小。

（2）丝材越细，其表面积越大，则冷却速度也越快，二者成反比函数关系。

（3）通过对丝材的流量、运动方程的分析，得到了喷嘴距成型表面的最佳垂直高度。

4.1.3 AJS 系统的丝材制作工艺

在制作过程中，工作台在水平面内做重复加减速运动。根据扫描机构的运动状态（见图 4-4（a）），在起停时机构运动速度较慢，因此无法成型出像（b）图那样完全均匀一致的丝材（见图 4-4（b）），而是在起停处、速度方向改变处及丝材两端与外壁搭接处产生过多流量，使得丝材产生变粗现象（见图 4-4（c），（d），（e））。

因此，在按照骨组织内部微细结构模型的加工路线制作三维网架时，根据丝材形状特征及哈佛管和浮克曼管的空间走向规律，同一横截面内的浮克曼管可利用图 4-4（b）中间段的恒定速度，直接通过逐点扫描来实现，而上下截面内纵向的哈佛管则通过起终端和拐点处的多余流量来进行制作。另外，由于拐点处的丝材流量不足以保证纵向哈佛管高度为 $2 \sim 3\,\mathrm{mm}$ 的要求，还需要增加在拐点处的停顿时间来进一步增大

丝材流量，使得在这一点处成型的丝材依靠压力作用和丝材自重而向下伸展，并与下一层面上的网架形成纵向搭接，从而实现哈佛管和浮克曼管的一体化制造（见图4-5）。

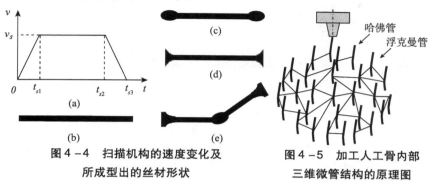

图4-4　扫描机构的速度变化及
所成型出的丝材形状

图4-5　加工人工骨内部
三维微管结构的原理图

三维网架结构的加工数据是从空间的一个点到另一点，由于逐点间喷嘴扫描距离不同，所以在制作时当丝材流量一定时，如果始终按照恒定的速度来进行加工，必然会造成丝材粗细不均匀的现象。因此控制程序做出如下修改：如果网架结构中空间两点的距离大于一个固定的数值，程序自动将加入速度函数，采用适当的速度来控制空间走丝，这样就可以制作出直径相对一致的细丝来。另外，制作过程中由于惯性作用和材料的黏滞性，挤出的丝材会有部分悬滞于喷嘴处，而且速度越快时于拐点处悬滞于喷嘴处的材料越多。因此，如果不改变在拐点处的停顿时间，必然造成拐点处流量不一致的现象。相应的解决方法是，在拐点处的停顿时间随着空间扫描运动速度做出相应调整，具体是工作台运动速度高时停顿时间相应减小、速度低时停顿时间相应延长。表4-1即为调整后的工艺参数表。

表4-1　三维网架制作中工作台运动速度范围

两点距离	≤5mm	5~10mm	10~15mm	15~20mm
工作台运动速度	10	12	15	20
停顿时间	800ms	600ms	500ms	300ms

图4-6即为用AJS系统按照上述工艺调整制作出的圆柱状生物活性人工骨及其内部三维网状结构的实物图。

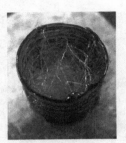
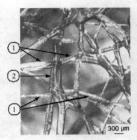

图 4 – 6　成型出的人工骨负型试件及其内部

三维网架结构（ × 100）

①浮克曼管；②哈佛管

4.2　AJS 系统成型工艺中的各项工艺参数

熔融沉积制造是一个复杂的工艺过程，工艺参数较多而且相互关联，因此在成型工艺中须加以综合考虑。其中喷头温度、压力、工作台运动速度以及环境温度是决定出丝好坏的主要参数；另外，模型几何数据处理、数控系统位置控制精度、材料的稳定性、整个系统的制造工艺等各种因素都会对产品的成型精度产生影响。

AJS 系统工艺参数的确定步骤大致可以描述为：首先由人工骨的外形精度确定出喷嘴距成型表面的高度 h，进而确定出所需的外轮廓扫描速度 V_S，由外轮廓扫描速度 V_S 来得到相应的丝材线宽 W；最后再由出丝速度 V_{P1} 确定出喷头 I 的压强 P 和温度 T。同样，由内部结构的仿真程度及制作效率来确定"定层制作法"中所定义的设定的下降高度 H，进而确定出所需的外轮廓扫描速度 $V_S{}'$，由外轮廓扫描速度 $V_S{}'$ 来得到相应的丝材线宽 W；最后再由出丝速度 V_{P2} 确定出喷头 II 的压强 P 和温度 T（见图 4 – 7）。

总结所进行的工艺实验可以得出以下规律：在 AJS 系统双喷头协同工作的制作中，两个喷头的温度分别在一个经验值范围内进行选取，因此可以认为各自的单位时间内丝材流量 G 基本保持恒定，成型精度主要取决于 h 和 V。对于轮廓搭接而言，制作工艺的关键是在一定的 V 下进行高度 h 的合理调整，以使丝材之间黏接牢稳，整体表面光整；对于空间结构的制作而言，工艺的关键是如何保证材料在拉伸过程中得到充分延展，避免 V 和 h 过小时所引起的丝材流量相对过多，以及相反的情况

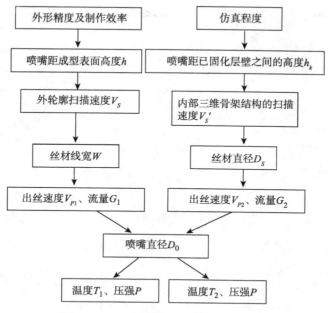

图 4-7　AJS 工艺参数关系决策流程图

发生。另外，丝材流量 G 和喷头温度 T 与压力 P 有关，而工作台运动速度的大小又必须与丝材的流量相匹配，否则容易出现多则产生积瘤，少则拉断的两种极端现象。

　　由于成型工艺中各工艺参数存在相互作用关系，因此还可以通过参数的综合调整来对成型精度进行控制。根据大量的工艺实验可总结出工艺参数综合控制规律（见图 4-8）。从图中可以看出：在其他工艺参数一定的条件下，试件的成型精度和成丝直径不但可以分别通过调整喷嘴距成型表面高度 h、单位时间丝材流量 G 和工作台运动速度 V 而得到控制，而且也可进行综合的参数调整。举例来说，当 $G = 0.05\text{mg/s}$，$h = 0.2\text{mm}$，$V = 10\text{mm/s}$ 时试件的成型精度较低，此时可以分别通过减小 G（调节 T、P 的大小）、增大 h 或者提高 V 来加以改善；此外还可以通过保持 V 不变，同时利用减小 G 和增大 h 来得以实现（图中白色箭头所示的跳跃）；同样，在 $G = 0.02\text{mg/s}$，$h = 0.3\text{mm}$，$V = 12\text{mm/s}$ 时也可以通过保持 G 不变，同时利用增大 h 和 V 来进行综合调整。

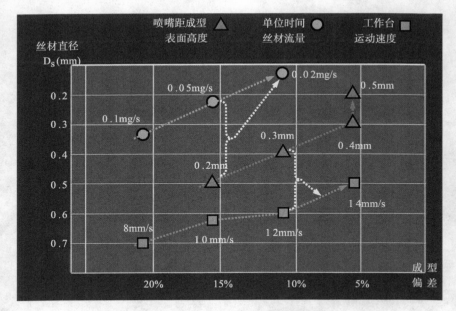

图 4 – 8 工艺参数综合控制示意图

4.2.1 喷头温度

喷头温度是制作中具有决定性作用的一个工艺参数，它决定了材料的黏结性能、堆积性能和丝材流量等因素。保持材料处于熔融流动状态的喷头温度有一个允许的范围，温度过低，材料黏度增大，丝材流速过慢，容易导致喷嘴处材料的堵塞和层间材料无法正常黏合；温度过高，丝材流速加快，丝材可控性差，多余流量容易产生积瘤，而且还会造成喷嘴温度过高而将已固化层熔化的现象。下面就以温度作为典型变量，阐述制作工艺中各项参数共同作用下丝材直径的变化情况。

①喷头温度 T、工作台运动速度 V_s 一定时，喷嘴距已固化层壁间高度 h_k、压力 P 和成丝直径 D_s 之间的关系

图 4 – 9 为当 $T = 115℃$，$V_s = 15mm/s$ 的条件下，h_k、P 与 D_s 的关系。由图可以得出以下结论：当 h_k 一定时，成丝直径与压力 P 成正比；当压力 P 一定时，成丝直径与 h_k 成反比。

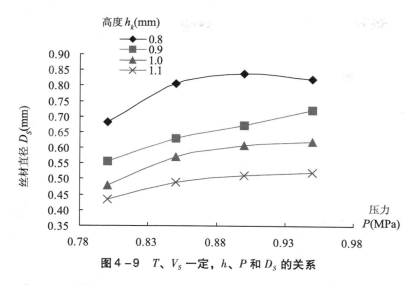

图4-9 T、V_S 一定，h、P 和 D_S 的关系

②喷头温度 T、喷嘴距已固化层壁间高度 h_k 一定时，压力 P、工作台运动速度 V_S 和成丝直径 D_S 之间的关系。

图4-10 为当 $T = 115℃$，$h_k = 0.9\text{mm}$ 的条件下，P、V_S 与 D_S 的关系。由图可以得出以下结论：当 V_S 一定时，成丝直径与压力 P 成正比。

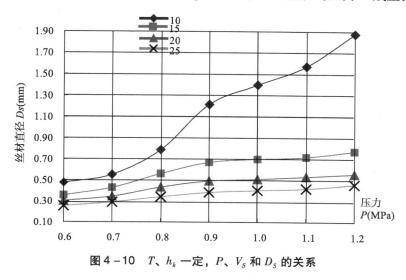

图4-10 T、h_k 一定，P、V_S 和 D_S 的关系

③喷头温度 T、压力 P 一定时，工作台运动速度 V_S、喷嘴距已固化层壁间高度 h_k 和成丝直径 D_S 之间的关系。

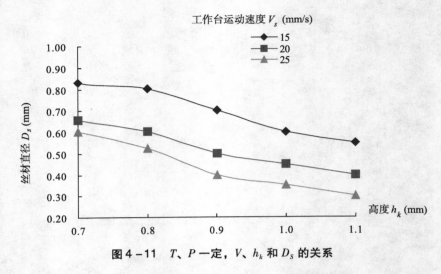

图 4-11 T、P 一定，V、h_k 和 D_s 的关系

图 4-11 为当 $T=115℃$，$P=0.95MPa$ 的条件下，V_S、h_k 与 D_S 的关系。由图可以得出以下结论：当 h_k 一定时，成丝直径与 V_S 成正比。

4.2.2 工作台运动速度

研究温度一定时工作台运动速度 V_S 与成丝直径 D_S 的关系，是制作具有不同直径导管网架结构的关键技术之一。

当 T 一定时，单位时间内喷头挤出丝材的质量和用于成型的丝材质量保持不变，因此有等式（4-9）成立：

$$V_p \cdot \frac{\pi D_p^2}{4} = V_S \cdot \frac{\pi D_s^2}{4} \qquad (4-9)$$

其中，D_p 为挤出时丝材直径，V_p 为出丝速度，因此成丝直径 D_S 可表示为：

$$D_S = \sqrt{\frac{V_p \cdot D_p^2}{V_S}} \qquad (4-10)$$

当喷头温度、喷嘴直径及压力一定时，V_p、D_p 均为定值，因此可得到等式：

$$D_S = K\sqrt{\frac{1}{V_S}} \qquad (4-11)$$

126

其中 K 为与温度和压力有关的常数。等式（4－11）说明当喷头温度、喷嘴直径及压力一定时，D_S 可以通过 V_S 来进行调节。V_S 越快，成丝直径越细。但是 V_S 有个许可的范围，V_S 过高，一方面会使系统产生颤动，影响成型精度，另一方面所成型出的丝材会有中途拉断的现象。V_S 过低时不但加工效率随之降低，而且会导致丝材相对流量过大所造成的 D_S 增大过快的现象（如图 4－10 中当 $V_S=10\text{mm/s}$ 时 D_S 的变化趋势），其原因可推断为材料依靠自身黏性将喷头内部的材料牵引出来，而当 V_S 较快时，成丝动作迅速，此牵引作用不明显。因此 V_S 应控制在许可的速度范围内，以保证对丝材成型的精确控制。

4.2.3　喷嘴距成型表面高度

（1）轮廓搭接效果

喷嘴距成型表面高度 h，在光固化快速成型工艺中即为分层高度，它主要影响制作精度和效率。h 过大，会造成丝材挤出后在空间摆动的自由度较大，或者丝材间黏接不紧密的现象，使得加工精度受到影响；h 过小，除使得制作效率变低以及喷嘴的热场造成对已固化区的影响外，挤出瞬间还会出现材料向喷嘴周围扩散的现象。这一点可以由光学显微镜下观察成型丝材断面而得到证实（见图 4－12）：随着喷嘴距成型表面高度的减小，丝材断面逐渐由纯圆形过渡到半椭圆，当 h 小于喷嘴直径时，喷嘴对成型丝线起抹平的作用，使得丝材断面变得扁平，此时成型出的轮廓表面会造成严重的阶梯状搭接效果（见图 4－13（a））。调整高度 h 能够有效地避免挤出时材料的堆积，经大量工艺实验总结出，当出丝流量和工作台运动速度适合的条件下，h 等于喷嘴直径 D_0 时试件轮廓的搭接效果最佳（见图 4－13（b））。

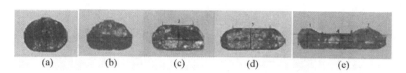

（a）　　　　（b）　　　　（c）　　　　（d）　　　　（e）

图 4－12　相同出丝速度，不同 h 时的丝材断面

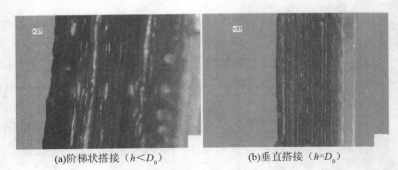

(a)阶梯状搭接（$h < D_0$）　　　　(b)垂直搭接（$h = D_0$）

图 4 – 13　相同 V_s 下，不同 h 时试件轮廓的搭接效果

（2）丝材塑性变形效果

在喷嘴距成型表面高度 h 为喷嘴直径 D_0（0.3 ~ 0.6mm）时，虽然不会造成材料向周围堆积的情况，但丝材之间会出现以材料凝固发生塑性变形为主要特征的另一种现象。其原因主要是由于材料弹性模量较低，在挤压流动过程中会发生沿喷嘴运动方向的扭曲变形，这一规律可以通过显微镜下观察丝材表面纹理及光泽的变化得到（见图 4 – 14（a））。这一误差可以通过适当地提高工作台运动速度，让丝材迅速固化来使得变形减小（见图 4 – 14（b））。

表 4 – 2 即为在室温 20℃、压强 $P = 0.8$MPa、喷嘴距成型表面高度 $h = 0.6$mm、工作台运动速度 $V_s = 25$mm/s 的条件下，所测定的不同喷头温度 T 下的成型丝材线宽。

表 4 –2　不同温度下成型出的丝材线宽

工作温度 T（℃）	85	87	89	90
$h = 0.3$mm	828.72μm	982.37μm	1123.51μm	1235.23μm
$h = 0.6$mm	446.93μm	523.09μm	675.54μm	899.99μm

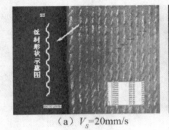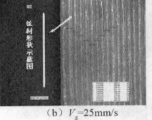

（a）$V_s = 20$mm/s　　　　（b）$V_s = 25$mm/s

图 4 – 14　$h = D_0$，不同 V_s 下成型表面特征

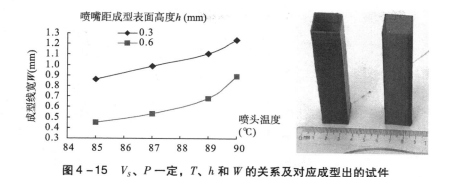

图 4-15 V_s、P 一定，T、h 和 W 的关系及对应成型出的试件

（3）P、V_s 一定，h、T 和成型线宽 W 的关系

在避免了上述两种工艺误差的产生之后，试件轮廓的搭接效果表现为成型表面光整，仅厚薄程度不同，图 4-15 即为当 $V_s = 25\text{mm/s}$，$P = 0.8\text{MPa}$ 的条件下，T、h 和丝材线宽之间的关系曲线以及对应制作出的试件，通过激光三坐标测量仪测量出两个试件表面起伏量均为 0.3～0.4mm，其中按照 $h = 0.3\text{mm}$ 时制作出的试件壁厚为 0.8mm，按 $h = 0.6\text{mm}$ 时制作出的试件壁厚为 0.45mm。

4.2.4 成丝直径

为提高试件的成型精度，需要对成丝直径进行补偿，所以首先要研究成丝直径的计算模型，这样就需要研究喷头相对扫描运动时所成型出的丝材断面形状。所需要注明的是，此处的成丝直径包含两种概念，对于所制备的人工骨外形来说是指成型丝材线宽，对于内部网架结构来说则是指单纯的丝材直径。

（1）丝材线宽

如第三章所述，DS 材料是一种热塑性材料，根据其特点可知它属于黏弹性材料。根据黏弹性和流变学理论可知，DS 材料在喷头内被加热成熔融态，其熔体属于黏弹流体。丝材挤出后由于受喷嘴下端面和已堆积层的约束，在拉伸过程中产生剪切应力，因此应属于非牛顿流体测黏—拉伸流动。综合理论分析和试验结果，由喷嘴挤出并经过拉伸作用形成的丝材断面形状大致如图 4-16（a）所示，即由两端为相同的二次曲线与假想的矩形虚线边围成的矩形区域 $CFGH$（Ⅲ）组成的形状（Ⅰ、Ⅱ）。

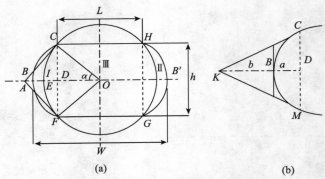

图 4 – 16　成型丝材断面模型图

对于图 4 – 16（b）所示的二次曲线，有直线 KC、KM 与弧 MBC 相切，且 $MC = h$，$KB = b$，$BD = a$，定义 $\rho = a/(a+b)$，则由样条几何可知，ρ 值可用来决定二次曲线，即弧 MBC 的类型，可以得到：

①$0.05 < \rho < 0.5$：二次曲线为椭圆；

②$\rho = 0.5$：抛物线；

③$0.5 < \rho < 0.95$：双曲线。

在 MC 定义及二次曲线在 M、C 两点的切线方向不变的情况下，ρ 值越大则二次曲线的曲率越大；反之则越小。虽然从几何意义上来说存在上述三种形式的曲线，但在具体的成型过程中，丝材断面的二次曲线究竟呈现哪种形态则与出丝速度、工作台移动速度、喷头温度、喷嘴直径、喷嘴距成型表面高度、材料黏度及层间的摩擦系数均有关系。

①丝材线宽的计算模型。

为便于分析和计算，把图 4 – 16（a）所示的断面进行如下简化：

a. 当出丝速度 V_p 较慢，使得 $\rho < 0.3$ 时，丝材断面可以简化为图 4 – 16（a）中的矩形区域Ⅲ。由于单位时间内的丝材流量与所需的成型体积相同，因此可得：

$$V_p \cdot \pi d^2/4 = V_s \cdot L \cdot h \tag{4 – 12}$$

$$W = L = \frac{\pi d^2 V_p}{4hV_s} \tag{4 – 13}$$

式中 h 为喷嘴距成型表面高度，d 为喷嘴直径，V_p 为出丝速度，V_s 为工作台运动速度，L 为丝材断面矩形区域宽度，W 为丝材线宽。

b. 当出丝速度增大到一定值时，则应考虑二次曲线部分的面积。在不易求得确定二次曲线的情况下，用圆弧 FEC 来近似二次曲线，如

图 4 – 16（a）所示。圆弧 *FEC* 属于过矩形区域 Ⅲ 四个顶点的圆，*O* 为圆心，图中线段 *AC*、*AF* 与圆弧 *CEP* 相切，且 *FD* = *DC* = *h*/2，*OD* = *L*/2。根据 *ρ* 的定义可推得圆弧 *FEC* 中 *ρ* 值的计算公式：

$$\rho = \frac{ED}{BD} = \frac{\dfrac{\sqrt{L^2 + h^2} - L}{2}}{\dfrac{h}{L} \cdot \dfrac{h}{2}} = \left[1 + \sqrt{1 + \left(\frac{h}{L}\right)^2}\right]^{-1} \quad \left(0 < \frac{h}{L} < 1\right)$$

$$(4 - 14)$$

当 *h*/*L* 在（0，1）区间取值时，根据式（4 – 14）可知 *ρ* 的范围在 0.414 ~ 0.5 之间变动。成型工艺中一般有 0 < *h*/*L* < 0.5，因此 *ρ* 的范围在 0.472 ~ 0.5 之间，即 *ρ* 值处于（0.05，0.95）区间的中间，其曲率的大小介于椭圆与双曲线之间，和抛物线比较接近。因而圆弧 *FEC* 能较好地作为替代曲线来近似计算图 4 – 16（a）中 Ⅰ、Ⅱ 部分的面积。

因此，当出丝速度 V_p 增大到一定值时，使 *ρ* ≥ 0.3 时，成型丝材断面的面积可表示为：

$$A_{\mathrm{I}} = A_{\text{扇形}OFEC} - A_{\text{三角形}OPC} = \frac{1}{2}\left(\sqrt{\frac{L^2 + h^2}{2}}\right)^2 \cdot 2\alpha - \frac{Lh}{4}$$

$$\approx \frac{1}{2}\left(\sqrt{\frac{L^2 + h^2}{2}}\right)^2 \cdot 2\frac{h}{\sqrt{L^2 + h^2}} - \frac{Lh}{4} \quad (\because \sin\alpha \approx \alpha \quad |\alpha| \ll 1)$$

$$= \frac{h}{4}(\sqrt{L^2 + h^2} - L) \tag{4 - 15}$$

$$A_{\text{丝材断面}} = A_{\text{矩形}Ⅲ} + 2A_{\mathrm{I}} = Lh + 2 \cdot \frac{h}{4}(\sqrt{L^2 + h^2} - L)^2$$

$$= \frac{h}{2}(\sqrt{L^2 + h^2} + L) \tag{4 - 16}$$

同样，根据体积相等的关系有：

$$\frac{\pi}{4}d^2 \cdot V_P = A_{\text{丝材断面}} \cdot V_S = \frac{h}{2}(\sqrt{L^2 + h^2} + L) \cdot V_S \tag{4 - 17}$$

令 $\zeta = \dfrac{\pi d^2 V_P}{2h V_S}$ ，可得：

$$L = \frac{\zeta^2 - h^2}{2\zeta} \tag{4 - 18}$$

用图 4 – 16（a）中 *AD* 线段长度来近似等于二次曲线顶点至矩形边

CF 的距离，根据式（4 – 18）求得 L 值，最后得到丝材线宽的计算公式：

$$W = L + 2 \cdot AD = L + 2 \cdot \frac{h^2}{2L} = \frac{L^2 + h^2}{L} \qquad (4-19)$$

②计算实例与分析。

取 $d = 0.3\text{mm}$，$h = 0.2\text{mm}$，$V_p = 15\text{mm/s}$，$V_S = 20\text{mm/s}$。根据式（4 – 13）和式（4 – 19）计算得到丝材线宽 W 分别为 0.265mm 和 0.403mm，与实际测量结果（0.4mm）相比可知，式（4 – 19）所建立的丝材线宽计算模型可行，其计算所得的丝材线宽与实际值最为接近。

（2）丝材直径

在具体制作工艺中，网架结构中的丝材直径由各项工艺参数综合决定。各参数间存在耦合关系，而且是相互作用的，如图4 – 17中所列的几组实验数据，均为通过工艺参数的控制为实现不同的丝材直径提供依据。

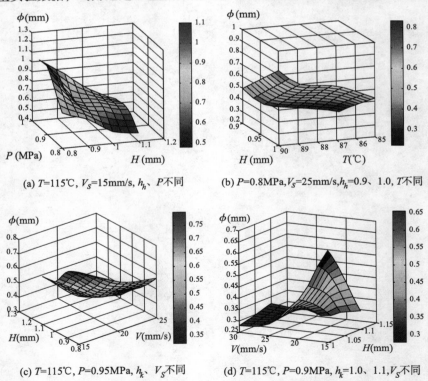

(a) T=115℃, V_S=15mm/s, h_h、P不同   (b) P=0.8MPa, V_S=25mm/s, h_h=0.9、1.0, T不同

(c) T=115℃, P=0.95MPa, h_k、V_S不同   (d) T=115℃, P=0.9MPa, h_k=1.0、1.1, V_S不同

图 4 – 17　几组不同工艺参数下的成丝直径

按照丝材成型过程的数学模型推导所得 h_k 的取值范围所成型出的丝材，不仅保证了工艺的稳定性，而且所得丝材直径范围均在 300 ~ 500μm 之间，较好地满足了骨组织工程中对支架结构孔径的要求。

4.2.5　网架结构的孔隙率

作为成骨细胞附着、生长的支架，人工骨植入体内部的孔隙率和孔径对提供有利于成骨细胞增殖的良好微环境具有明显的作用。当网架体积一定时，孔隙表面积与网架结构的孔径大小成反比，丝材直径越细，孔隙表面积越大，这有利于组织液的渗透和生长因子的附着。但网架制作得并非越细越好，孔隙表面积和孔径大小应满足一定的比例关系才符合生物学要求。有研究表明，孔隙率30% ~ 50% 比较适宜人体骨组织的长入，孔隙率过低和孔径过小，不利于间充质细胞和软骨细胞长入；而孔隙率过高和孔径过大，又会降低新骨形成区的强度而影响成骨效果。因此，适当的孔隙率和孔径大小是人工骨制作中的两项重要指标。

人工骨的孔隙率包括 CPC 材料本身固有的孔隙率和三维网架溶解以后形成的微孔的孔隙两部分。后者即为三维网架占整个负型的体积比，它由两个参数来决定：一是制作内部网架结构时所要求外轮廓逐层累积的高度 H（见图 4 - 18）；二是制作三维网架时工作台的运动速度，也就是制作出的空间三维网架的单根丝材线宽。H 越小，制作的网架越密集，所得到的孔隙率也越高。当 H 一定时，工作台运动速度越快，丝材直径越细，制作的网架体积越小，孔隙率也越小。

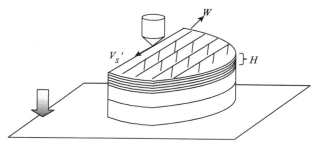

图 4 - 18　孔隙率两个关键控制参数——H、V_s' 示意图

以成年犬桡骨中段作为仿生外形，通过称重法对所制备出的人工骨支架（高 30mm，负型内部体积 3.234cm³）进行三维网架占空比的测定。首先测量出 DS 材料密度为 $1.164g/cm^3$，因此得到假设 DS 材料全部充满负型后的总质量 G，测得成型出的不同三维网架的质量 G_h，利用公式 $P = (G_h/G) \times 100\%$ 来求得网架的占空比。根据工艺实验测定，如果在不到 0.5mm 的空间里来制作两层网架结构，则在后一层网架制作时，喷嘴会与前一层网架发生干涉，其热场也易使前一层网架发生变形。而 H 过大，比如按每 3mm 制作一次网架结构，则会使内部仿生结构的模拟失真并无法得到必要的占空比。因此，在保证人工骨内部仿生结构及其孔隙率的前提下，H 的选取应满足达到必要占空比的同时，还要留给喷嘴足够的热释放空间。结合实验，通过采用"定层构造法"来进行人工骨内部三维网架的制作，该方法能有效地利用 SL 成型工艺特点，解决在同一制作过程中进行成型结构密度的调整，进而完成人工骨支架结构的制作。根据理论推算和工艺经验的总结，H 在 1.5～2mm 范围内选取时所制作出的三维网架占空比，能够较好地满足要求。表 4-3 即为当工作台运动速度一定，选取不同的高度 H 时，所制作出的三维网架的各项参数，同样，当高度 H 一定，工作台运动速度不同时，所制作出的三维网架各项参数如表 4-4 所示。

表 4-3　V_s' 一定，不同高度 H 得到的三维网架的各项指标

高度 H（mm）	0.9（每3层）	1.5（每5层）	1.8（每6层）	2.4（每8层）
制作网架的次数	32	20	16	12
占空比（%）	39.6	21.3	18.5	15.2

表 4-4　H 一定，V_s' 不同得到的三维网架的各项指标

工作台运动速度（mm/s）	网架丝材线宽（mm）	丝材直径（mm）	占空比（%）	孔隙表面积（mm²）
5	0.5	0.85	56.6	311.25
10	0.4	0.73	48.9	249.72
15	0.35	0.6	39.6	188.49
20	0.3	0.4	21.3	125.66
25	0.25	0.2	18.5	62.83

4.3　几种典型的工艺现象及其改善方法

4.3.1　"出口"效应

当材料熔体从喷嘴中挤出时，会出现熔体的直径大于喷嘴流道出口直径的现象（见图4－19（a），（b）），这种现象称为离模膨胀效应或巴勒斯（Barus）效应。它是由材料的黏弹性效应引起的，与大分子沿流动方向的剪切应力作用和垂直于流动方向的法向应力作用有关。

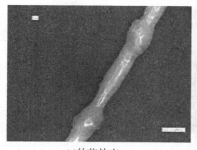

(a)竹节效应　　　　　　　　　　(b)膨胀效应

图4－19　成型过程中喷嘴处"出口"效应

为进一步分析产生膨胀效应的原因，找到相应的解决工艺，取喷嘴处一微小圆柱体丝材单元为研究对象，其受力如图4－20所示。

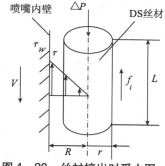

图4－20　丝材挤出时受力图

根据聚合物熔体黏度与剪切应力的指数方程，有：

$$\tau = K\dot{\gamma}^n \qquad (4-20)$$

$$\eta = \frac{\tau}{\dot{\gamma}} = K\dot{\gamma}^{n-1} \qquad (4-21)$$

其中 τ 为剪切应力，$\dot{\gamma}$ 为剪切速率，η 为聚合物熔体的表观黏度，K 为稠度系数（量纲依 n 值而定），n 为非牛顿幂律指数。DS 材料熔体在喷头中受到气体压力向下流动时，剪切应力在径向方向是线性改变的，在喷嘴处的内孔壁面上剪切应力最大，在孔中心处剪切应力为零。设

DS 材料熔体长度为 L, 在半径为 R 的喷头圆柱孔内流动, 则在离中心轴距离为 r 的圆柱面处有如下关系式:

$$\tau = -\eta_i \frac{dv}{dr} + f_i \tag{4-22}$$

$$\tau = -\frac{\Delta P}{2L} r \tag{4-23}$$

式中 v 为丝材流动的线速度, η_i 为黏度, $\triangle P$ 为施加的气体压力。

影响黏性流动的因素有温度、剪切速率（或剪切应力）、压力（流体静压）、分子量和分子量分布以及 DS 材料的形态结构。由于黏性流动是一种速率过程, 在丝材流动温度以上, 可以采用 Arrhenius 方程表示 DS 材料熔体与温度的关系:

$$\eta = A e^{E(\lambda)/RT} \tag{4-24}$$

式中 $E(\lambda)$ 为熔体流动活化能, R 为气体常数, A 为常数, T 为绝对温度。因为 DS 熔体的流变性为非牛顿型, 成型过程中熔体的流动性主要由剪切应力或剪切速率来调节, 温度的调节作用很小。由此可知, 增大压力引起黏度的增大, 同时出丝流量增大, 因而出口效应明显。

根据丝材熔体在喷嘴处的体积流量公式:

$$Q = \frac{\pi n}{3n+1} \left(\frac{\Delta P}{2KL}\right)^{\frac{1}{n}} R^{\frac{3n+1}{n}} \tag{4-25}$$

当温度一定时, 出丝流量的变化量与出丝速度 V 的变化量满足某种函数关系, 记作:

$$Q = f(v) \tag{4-26}$$

当喷头温度、压力一定时, 材料的出丝流量为一定值 Q_n, 即可得到丝材挤出速度:

$$v_n = f^{-1}(Q_n) \tag{4-27}$$

总地说来, 出口膨胀率主要取决于材料所储存的形变能, 而提高温度、降低剪切速率、减少材料分子量等都可以减轻弹性效应的程度。实际工艺中, 由于 DS 材料配比一定, 因此只能通过改变材料在喷头装置中的放置时间并同时依靠改变温度和压力来调整挤出成型中材料的剪切应力及流动阻力, 达到控制出口膨胀比率的目的。从相应得到的关系图 4-21 可以看出, 当压力较小时, 材料流动性偏差, 其预含的剪切应力比较大, 从而在挤出瞬间体积发生较大的膨胀; 而当压力达到一定程度时，剪切应力相对减小，温度便作为决定性因素对膨胀率产生了影响。同样，从图4-22可以看出，成型材料长时间的放置和不断重复加热影响了聚合物熔体中的超分子结构，使得微团相互缠结的程度及相互之间的作用加大，从而造成了材料流变特性的改变，不再符合原有的特征规律。

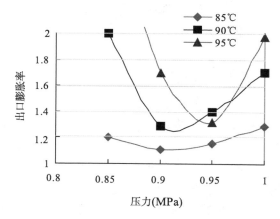

图4-21　丝材出口膨胀率与温度及压力的关系

图4-23即为采用相同的材料，通过调整温度和压力所制作出的消除了膨胀效应的均匀细丝。

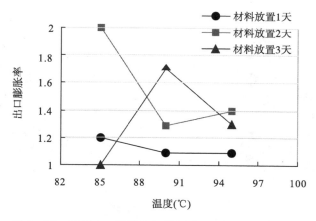

图4-22　丝材出口膨胀率与材料放置时间及温度的关系

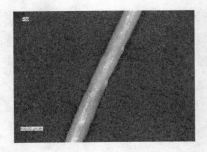

图 4 -23　消除膨胀效应后的成型丝材

4.3.2　起始点柱状接痕

　　丝材在制作拐点处流量会增大，这一现象在层与层之间的接点处，即每一层的起始点（见图 4 - 24（a）"O"点）处尤为明显，因为虽然每层结束后工作台在该点处向下位移一个层厚，但此时材料仍然持续向下挤压，会造成流量相对过大，因此会出现了图 4 - 24 所示的柱状接痕。改进方法是在一层轮廓即将加工完成时于"B"点处切断气源，这时材料的多余流量就会依靠惯性继续挤出并成型于拐点"O"处。在制作中还发现，电磁阀切断时由于放出管路内气体后，喷头压力突然减小使得在第二层轮廓成型时材料无法及时供给，因此需要在第二层刚开始的"A"点处使工作台略微停顿，以保证材料的供给能够连续均匀，对应改进后的试件如图 4 - 24（b）所示。

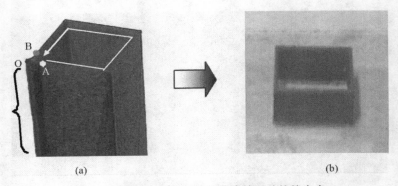

（a）　　　　　　　　　　　　　　　　　（b）

图 4 -24　层与层之间柱状接痕的误差补偿方案

138

4.3.3　材料挤出不连续

图 4-25（a）所示的材料挤出不连续现象主要是由于喷嘴处积瘤的存在，它和温度波动以及材料中带有杂质颗粒有关。其中影响因素较大的是材料黏度过大导致出丝不连续，主要原因是因为材料经多次不断重复加热且放置过久后发生脱水现象，从而使得胶体粒子间连接作用明显，因此使材料变得黏稠、流动性差。此外，环境温度也是另一关键因素，环境温度偏高（30℃左右），虽有助于减少材料的收缩应力，但易使材料发黏造成丝材随意黏连；而环境温度过低（17℃以下），从喷嘴挤出的丝材遇冷遽然收缩，易引起丝材的向上卷曲变形从而产生积瘤。

图 4-25（b）为改进后无积瘤的轮廓成型表面，具体是将环境温度严格控制在 20℃，用刚配制出的高纯度 DS 材料来进行制作。

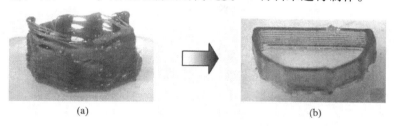

(a)　　　　　　　　　　　　　　　　(b)

图 4-25　喷嘴处积瘤现象及改善

4.3.4　层层搭接不理想

喷嘴热场对刚成型出的前几层产生二次过熔作用，起到抹平成型表面和加固强度的效果，而喷嘴热场作用以外的固化层之间因材料固化收缩产生较大的应力，因此当一层结束后工作台下降时，就会出现喷嘴将该"上抬点"处材料略微"抬起"的现象（图 4-26（a）），随着积累误差的不断加大，最终导致制作无法正常进行。另一种工艺现象是当制作较大试件的轮廓时，喷嘴的热场作用相差也较大，刚从喷嘴里挤压出来的材料黏接性较强，而当喷嘴的"牵拉"作用大于已固化层间的黏接力时，易发生层与层之间的"连带错动"现象（如图 4-26（b））。避免机构振动、严格控制环境温度能较好地消除这两种工艺现象的发生。

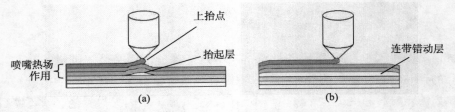

图 4 - 26　黏接效果不理想时两种典型的成型现象

4.4　成型精度测试

4.4.1　丝材成型精度

（1）测试仪器及设备

电子天平（精确到 mg）；

光学显微镜（VH - 8000 显微系统，日本 Keyence 公司）；

实验环境（超净室，洁净度等级 1000 级）；

LSH600 三维激光测量系统及 DigiSurf 软件（中国台湾 3DFamily 公司，测量精度 0.5%）。

（2）尺寸误差分析

对成型出的丝材进行尺寸误差分析能够客观评价出 AJS 系统的成型性能并验证工艺的可靠性。为使测量结果具有代表性，实验中对各工艺参数下得到的不同直径丝材，取每根丝材上 n 个不同位置测量其直径 D_i（$i = 1, 2, \cdots, n$），求得其平均值 $\overline{D}$：

$$\overline{D} = \frac{\sum D_i}{n} \qquad (4 - 28)$$

然后计算各剩余误差残差 V_i：

$$V_i = D_i - \overline{D} \qquad (4 - 29)$$

计算标准偏差 σ：

$$\sigma = \sqrt{\frac{\sum V_i^2}{n - 1}} \qquad (4 - 30)$$

根据肖维勒准则（Chauvenet Criterion）考虑粗大误差：

$$|V_i| \geqslant z \times \sigma = 1.96 \times \sigma \tag{4-31}$$

如果式（4-31）成立，则为有粗大误差，应除去此值，然后再按照上述方法重新计算，直到消除粗大误差为止。最后计算消除粗大误差后所剩数据的标准偏差 $\sigma_{\bar{x}}$：

$$\sigma_{\bar{x}} = \frac{\sigma}{\sqrt{8-m}} \tag{4-32}$$

其中 m 为除去的粗大误差个数，则最后测量结果为：

$$D = \bar{L}' \pm 3\sigma_{\bar{x}} \tag{4-33}$$

（3）实验数据及结果分析

以压力 0.95MPa，喷头温度 115℃条件下，不同工作台运动速度成型出的丝材为例，测量丝材直径的理论值和实际值之间的误差（见表4-5）。

表4-5　成型丝材直径测量值及与理论直径的误差表

工作台运动速度 V_s'（mm/s）	理论丝材直径（μm）	实际测量直径平均值（μm）	除去粗大误差后的标准偏差（μm）	与理论值的误差（%）
15	950	965.81	43.62	6.8
20	850	887.45	53.36	4.4
25	600	623.86	21.05	3.9

实验结果表明 AJS 系统制作过程稳定，丝材实际直径与理论直径值误差较小，同时可以发现当工作台运度速度越快时，两者的误差值越小。

4.4.2　丝材拐角误差

为提高三维网架的制作精度，需要对成型过程中的拐点误差进行研究。由于在拐点处节点大小因转角不同而有所差异，因此应对不同拐角进行测量。定义 D_L 为理论上丝材于拐点处的内切圆直径（见图4-27），D_S 为实际制作时丝材在拐点处的最大直径，可以定义所测量的拐点误差为 $(D_S - D_L)/D_L$，其中拐角为扫描矢量方向的

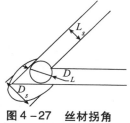

图4-27　丝材拐角误差示意图

夹角。图4－28为几组典型的拐角实验，图4－29为对应的数据曲线。

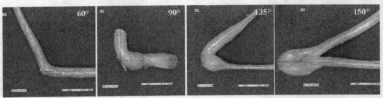

图 4 －28　几组典型的拐角实验

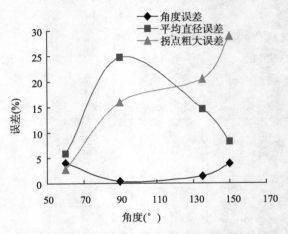

图 4 －29　丝材成型拐角实验中各误差变化曲线

从结果上分析说明，在制作过程中，虽然系统在控制转角角度上比较精确，但运动方向发生变化时对丝材直径的变化影响较大。转角变化越大，拐点误差值也越大（见表4－6）。

表 4 －6　拐角实验各误差值

角度值	角度误差	平均直径误差	拐点粗大误差
60°	4.01%	5.83%	2.78%
90°	0.37%	24.75%	15.96%
135°	1.35%	14.58%	20.53%
150°	3.93%	8.21%	28.92%

转角误差的分析为内部三维网架制作优化提供理论依据，以仿生建模的一层骨截面为例，其加工路径如图 4 － 30 虚线部分，即 $P_{(i+1)j1} \rightarrow$

$P_{(i+1)j2} \rightarrow P_{ij2} \rightarrow P_{(i+1)(j2+1)}$（$P_{ij}$ 为骨单位中心点的坐标，i 代表层号，j 代表骨单位在该层中的序号），而在此制作过程中就出现了较大的转角过渡。因此，为减小拐点误差的产生，对人工骨内部三维网架结构的数据优化有待进一步研究。

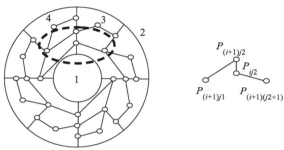

图 4 - 30　骨截面中间层加工路径（虚线部分）

4.4.3　试件表面成型精度

为评价成型工艺控制对零件表面质量的影响，本书以犬桡骨外形作为测试件，以横向轮廓（垂直于表面纹理方向的平面与表面相交所得到的轮廓线）为评定量，测量方法采用光切测量法，测量仪器为 LSH600 激光三坐标测量仪，取样规则为在长度 6mm 范围内，等间距取 90 点。

图 4 - 31 是综合调整工艺参数前后所测得的试件表面轮廓情况。可以看出，采用控制方案前（$T = 95℃$、$h = 0.2mm$、$V_s = 15mm/s$），轮廓的直线度偏差约为 1.2mm；而采用控制方案后（$T = 85℃$、$h = 0.5mm$、$V_s = 25mm/s$），轮廓的直线度偏差约为 0.4mm，说明综合调整工艺参数后表面成型精度明显提高。

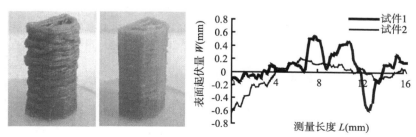

图 4 - 31　综合调整工艺参数前后成型试件表面变化及其误差分析

4.5 系统硬件

4.5.1 气路设备的铺设与设计

选用 V－0.3/14 型空气压缩机作为动力源。额定排气压力为 1.4MPa。采用制冷行业专用铜管作为气路铺设管路，尺寸按照具体装配选用 Φ12～Φ16mm。根据人工骨内部空间支架结构的成型特征，具体设计出了两种气路，现详细说明其各自的原理及优缺点。

（1）气路Ⅰ（见图 4－32）

为简化说明，将四个电磁阀用以下符号代替：

进气电磁阀 F

排气电磁阀 F′

工作电磁阀Ⅰ F_I

工作电磁阀Ⅱ F_{II}

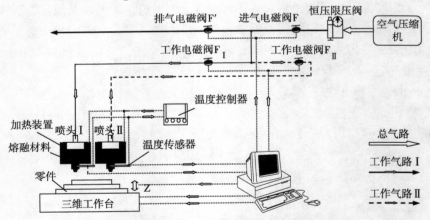

图 4－32 AJS 系统改进气路Ⅰ型的基本结构示意图

系统工作情况如下：

当 F 和 F_I 接通，而 F′和 F_{II} 均闭合时，喷头Ⅰ单独工作；

当 F 和 F_{II} 接通，而 F′和 F_I 均闭合时，喷头Ⅱ单独工作；

当 F、F_{II} 和 F_I 均闭合，F′接通时系统停止加工。

气路方案Ⅰ采用"先总后分"来实现控制，优点是不会使气压始终作用在两个工作电磁阀上而造成冲击，即可以通过进气电磁阀 F 的闭合而使系统处于停止状态。缺点是当喷头 I 切换到喷头 II 工作，即 F_I 闭合 F_{II} 开启时，气路中残留的压力气体会使得材料不断地挤出，从而造成制作误差。

（2）气路 II（见图 4 – 33）

为简化说明，将四个电磁阀用以下符号代替：

工作电磁阀 I　V_1

排气电磁阀 I　V'_1

工作电磁阀 II　V_2

排气电磁阀 II　V'_2

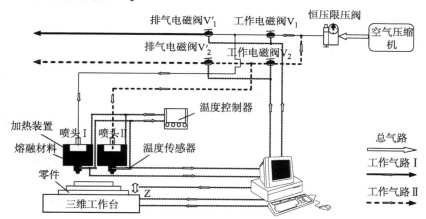

图 4 – 33　AJS 系统改进气路 II 型的基本结构示意图

系统工作情况如下：

当 V_1 接通，其他电磁阀均闭合时，喷头 I 单独工作；

当 V_2 接通，其他电磁阀均闭合时，喷头 II 单独工作；

两电磁阀均闭合时，系统停止加工。

气路 II 采用两气路单独控制，即当喷头 I 切换到喷头 II 工作时，V_1 闭合，喷头 I 停止工作，V'_1 开启放出压力气体，当工作台移动到喷头 II 下方开始加工时，V_2 开启进行加工。这样在制作过程中 V_1、V'_1 和 V_2、V'_2 两组气路能够互不干涉，避免了方案 I 中气路切换时材料溢出的情况。经实验测定，气路 I 通断时所成型出的丝材端部高度为丝材直径的 2.3 倍，其中丝材上表面距端部最高点的 G_z 高度为丝材直径的

117.5%；而气路 II 成型出的丝材端部高度为其正常丝材直径的 1.2 倍，G_z 高度仅为丝材直径的 18%（见图 4 – 34）。

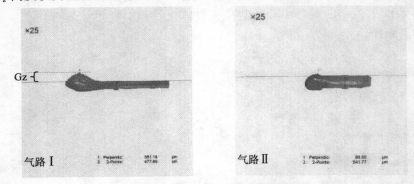

图 4 – 34　两套气路通断时所成型出的丝材端点形状

另外，在制作工艺中还发现，当喷头 I 停止加工，即 V'_1 开启排出气路中的压力气体时，由于 DS 材料的黏度，瞬间的压力降低为零，这样会将已挤压出的材料略微吸回到喷头中，从而造成制作误差，这一点可通过将排气电磁阀 V'_1 末端排气管口缩小来进行改善。同时，由于 V'_1 开启的动作是在两个喷头相互切换时才出现，即在一层轮廓扫描终止以后，因此这一误差还可以通过 Z 轴下降时丝材流量的控制来加以弥补。

4.5.2　喷头设计

加热系统的温度检测与控制直接关系到材料的熔融状态，因此，为使得在整个制作过程中材料状态保持均匀稳定，应进一步完善喷头结构设计和调整温度传感器的安放位置。实验中发现，仅考虑喷嘴出口处的温度是不够的，还应充分考虑连续加热时喷头内部材料状态变化的整体情况。为避免管壁的阻滞作用和流动过程中壁面附近产生的速度梯度，应使材料流体黏性在喷头整体部位中和喷嘴出口处保持一致。

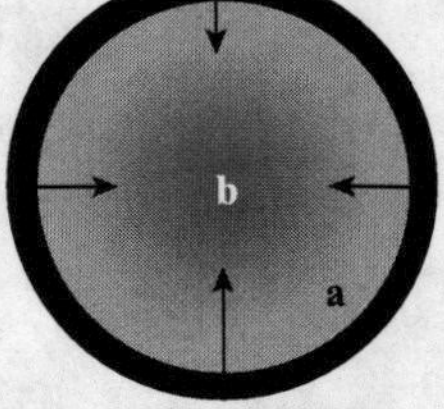

图 4 – 35　材料受热状态变化图

喷头的加热装置为不锈钢圆柱套筒，包裹于喷头外壁，其加热方式是由外向里进行，经总结大量工艺实验规律发现，在材料加热过程中，材料的熔融状态以芯部较为明显，而且经常出现碳化现象（见图 4 - 35）。具体材料熔融状态变化情况分析如表 4 - 7 所示，其中定义传感器测量到的温度为 T'，温度设定值为 T，a、b 点为传感器安装位置，其中 a 为靠近喷头外壁处，b 为喷头芯部。

表 4 - 7　温度传感器的不同安装位置时材料熔融状态变化情况

温度传感器安装位置	$T' < T$	$T' = T$	出现的情况
a 处	开始加热	停止加热，但周围热量仍在继续向内聚集	边缘部位散热较快，因此 $T' = T$ 的平衡状态维持时间较短，T' 也会很快降低至 T 以下，加热装置再次启动进行加热。这样不断地重复，最终导致芯部过热，以至材料碳化
b 处	开始加热	停止加热	中芯部位散热较慢，平衡状态 $T' = T$ 维持时间较长，从而能够较好地维持材料的熔融状态

图 4 - 36（a）喷头在设计上虽然已经使温度传感器离喷嘴较近，但温度传感器（Pt100 铂电阻温度测量传感器）是经封装以后再放入不锈钢套筒中，最后插入到喷嘴侧孔的底部，热电偶离材料相对过远，因此导致测量误差。另外，该设计方案的台阶状结构也严重地阻碍了材料的流动。由于 DS 材料是一种高黏滞、具有可塑性和膨胀性的高分子化合物，属非牛顿流体。因此根据工程流体力学的分析，在圆柱管中呈层流状态的流体，基本保持沿管轴线的直线运动而无横向运动，如果喷头中有台阶状的直角过渡，必然会产生流体内部材料微粒间的相互碰撞，不但会使得流速减慢，而且还会增加材料中气泡的产生。

因此温度传感器的安装位置应该满足使温控器能检测到材料的整体实际温度为最佳标准，这样才能尽可能地反映材料整体的熔融状态，而且应尽量避免受室温的影响，以避免温度响应发生滞后。在喷头结构的改造中，将 Pt100 热电偶封装后的传感器部件直接用点焊的方式固定于喷嘴外部的凹槽内（见图 4 - 36（b）），这样既能使得热电偶距离 b 处相对较近并与喷嘴充分贴合，又能减少一个封装套筒所带来的滞后所造成的误差，从而能够更精确地测量材料温度的变化。工艺实验表明，此温度传感器的安放位置使得加热系统连续加热的时间间隔明显延长，有效地避免了热量不断向内聚集的缺陷。另外，所设计的导流肩平滑过渡结构，避免了原喷头所产生的流速变化的缺陷。

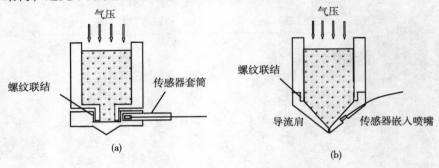

图 4 – 36　两种喷头结构的示意图

4.5.3　温控系统 PID 参数调节

在成型工艺中，温度对材料的各项性能如黏度、流量、黏接性能、成型性能等的影响非常大。工作温度较高，整个加工过程中很容易产生较大的温度波动，会对材料的黏度和流动性有较大的影响，而未经超调的温控系统的温度波动范围在 ±5℃，这一结果将严重影响成型精度，不但在制作轮廓外形时影响试件精度，而且会影响到空间网架能否正常进行。因此，为提高制作精度，必须将温控系统严格控制在设定温度的范围内。

（1）成型材料加热过程模型辨识

温控系统是 AJS 系统的一个重要部分，它包括温控器（ZK – 1033 温度控制器，日本 RKC 器械公司）、温度传感器（Pt100 铂电阻）、加热装置（800W 不锈钢加热套）和成型材料（被控对象）四部分。Pt100 采集温度信号给 ZK – 1033 控制器，当实际温度高于设定温度时，温度控制器给固态继电器发出指令，切断加热装置电源，当温度低于设定温度时，通电加热。实验初步测试结果：热响应时间 $\tau < 2s$，热平衡时间 $< 5min$。

由 DS 材料的成丝性能可知，DS 材料在 115℃ 范围内进行加工时具有较好的流动性和成丝性能，所以喷头Ⅱ对温度控制的要求是115℃。另一个喷头的温度须控制在90℃，其整定方法完全相同。喷头温控系统在进行自整定时，由于材料始终是不断变化的，而且在不同温度下流量又非一致；如果按照多个动态变量来进行分析，不仅会给仿真计算带来困难，而且整定出的结果也不一定能适应实际工艺的需要。具体实验中，测得在115℃时材料流量为0.03g/s，由于出丝质量占整体重量较小，可以忽略不计。因此，本项实验按照材料参数固定不变的条件下，研究制作时温控系统的整定规律。

喷头容积为226cm³，能容纳成型材料近0.2kg，加热套功率800W，材料热惯性较大，属于惯性非线性分布参数系统，通过理论分析建立其数学模型较为困难。本书从工程实用角度出发，采用非参数实验模型辨识方法来获取其数学模型。

①辨识实验及数据处理

阶跃响应法是工程上广为应用的一种辨识方法。为了避免在长时间阶跃信号作用下成型材料温度升高过多而影响成型性能，具体实验过程中采用矩形脉冲激励信号，以获得矩形脉冲响应后再将其转化为阶跃响应。使成型材料温度在90℃左右达到稳定平衡状态，给加热套一个阶跃信号，当温度升高1℃时，关闭阶跃信号，这相当于给加热套一个矩形脉冲信号，脉冲宽度 $t_a = 2.5$min。最后测得的矩形脉冲响应曲线如图4-37所示。

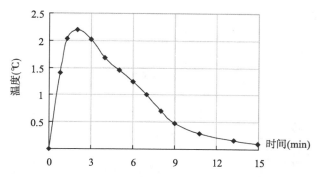

图4-37 喷头内成型材料温度变化矩形脉冲响应曲线

矩形脉冲响应曲线可通过下述算法，转化为阶跃响应曲线：

设 $X_{(t)}$ 为矩形脉冲输入信号，其宽度为 t_a，则它可分解为两个方向相反、幅值相等的阶跃信号 $X_{1(t)}$ 和 $-X_{1(t-ta)}$。即：

$$X_{(t)} = X_{1(t)} - X_{1(t-ta)}$$

在平衡位置附近，认为对象是线性的，则矩形脉冲响应 $T_{(t)}$ 可由两个阶跃响应叠加而成，即：

$$\left. \begin{array}{l} T_{(t)} = T_{1(t)} - T_{1(t-ta)} \quad T_{1(t)} = T_{(t)} + T_{1(t-ta)} \\ T_{1(t)} = T_{(t)} + T_{1(t-ta)} \end{array} \right\} \quad (4-34)$$

由图 4-37 和式（4-34）可得对象的实验阶跃响应曲线如图 4-38 中实线所示。

②建立数学模型

从图 4-38 的实验阶跃响应曲线中，可初步确定用有纯滞后的一阶惯性环节来近似描述喷头内成型材料的加热过程，则成型材料的传递函数可表示为：

$$G(s) = \frac{K_0 e^{-\tau s}}{Ts + 1} \quad (4-35)$$

由图 4-38 阶跃响应曲线，采用 Miller 提出的近似方法容易求得 K_0

$= \dfrac{T(\infty) - T(0)}{X_0} = 120$（℃），$T = 40 \text{min}$，$\tau = 17 \text{min}$。则成型材料的加热过程模型为：

$$G(s) = \frac{120 e^{-17s}}{40s + 1} （℃） \quad (4-36)$$

图 4-38 中点划线为该模型的仿真阶跃响应曲线，可以看出仿真曲线和实验曲线基本吻合，说明所构造的模型符合实际情况。

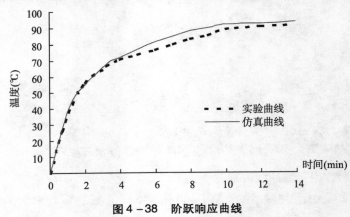

图 4-38　阶跃响应曲线

（2）温控器设计

在系统中串入 PID 调节器是工程上广为采用的控制方法。串入 PID 调节器后，整个成型材料温度控制系统可表示为图 4−39 所示框图。图中，$R(s)$ 为温度设定值；$C(s)$ 为温度输出值；$e(s)$ 为温度误差；$a(s)$ 为调功系数；$D(s)$ 为 PID 调节器传递函数，其标准形式为：

$$D(s) = K_p(1 + 1/T_i s + T_d s) \tag{4−37}$$

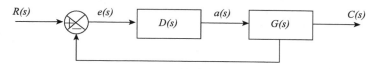

图 4−39　温度控制系统框图

如前所述，成型材料热过程模型为 $\tau/T = 0.425$。所以采用普通的 PID 算法就可获得较满意的控制效果。其中比例系数为 K_p、积分常数为 T_i 和微分常数为 T_d。关于 PID 参数整定有多种方法，如基于 4：1 衰减比准则的 Ziegler − Nichols 法、临界比例度法，以及基于 IAE 和 IATE 准则的最优整定法等。PI 控制时，由 Ziegler − Nichols 法得 $K_p = 0.9T/K_0\tau = 0.018$，$T_i = 3.33\tau = 57\text{min}$。PI 控制时，根据 Rovira 推出的针对给定值变化的整定公式得：

$$K_p = (A/K)\left(\frac{\tau}{T}\right)^B = (0.586/K)\left(\frac{\tau}{T}\right)^{-0.916} = 0.01$$

$$T_i = \frac{T}{A + B\left(\dfrac{\tau}{T}\right)} = \frac{T}{1.03 - 0.165\left(\dfrac{\tau}{T}\right)} = 42\ (\text{min})$$

其中，Rovira 公式依据的是 IATE 准则，即 $J = \displaystyle\int_0^\infty t \mid e(t) \mid \mathrm{d}t$。

图 4−40 给出成型材料从室温（20℃）加热并稳定到 90℃时的控制仿真曲线和实际控制曲线。可以看出，根据 Ziegler − Nichols 方法得到的仿真结果振荡情况较为严重，不适合本系统采用；而根据 Rovira 公式设计的 PI 参数则能较好地满足系统需要。图 4−40 中基于 IATE 准则的控制仿真曲线和实际控制输出曲线吻合得较好，说明对象辨识和调节器的设计是成功的。

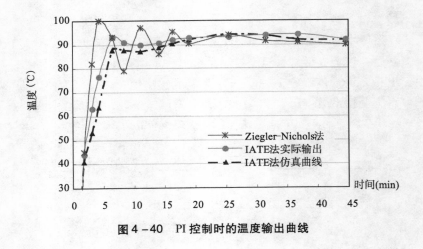

图 4-40　PI 控制时的温度输出曲线

4.6　一体化制作及"定层构造法"技术方案

针对人工骨内部空间网架结构的制作特点，在制作内部空间结构时有两种方案可以考虑，即"悬垂法"和"定层构造法"。"悬垂法"是将工作台下落至一个较大的高度，利用喷头的压力挤压和丝材本身自重，同时依靠工作台三轴联动，来进行空间网架的制作（见图 4-41）。

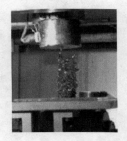

图 4-41　"悬垂法"制作三维网架

"悬垂法"主要缺陷：

①材料在喷头内部是处于受压状态，当丝材挤出瞬间，材料内部应力释放使得其体积突然膨胀，而由于喷头悬垂较高，此时即使将工作台运动速度提高，也无法对已挤出丝材施加准确可控的拉伸效果。因此仅靠自身重力下垂并固化成型的丝材，其直径严重超出所需要的尺寸范围，经实际测量发现，丝材直径一般都在 1.5mm 以上。

②丝材在空间下垂时运动的自由度过大，制作轨迹基本上是喷嘴拖动丝材在空间任意摆动，因此无法精确控制丝材的成型路径及其空间转角，所成型出的丝材存在较大的扭曲和变形，容易发生翻转、弯曲等情况（见图 4-42）。

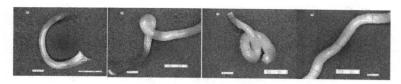

图 4 – 42 几种典型的丝材变形

经大量工艺实验尝试，最终提出了利用双喷头协同工作和"定层构造法"来进行人工骨支架的一体化制作，其基本原理如图 4 – 43 所示。具体过程如下：将材料在设定温度下由喷头Ⅰ成型骨外形轮廓，当达到制作内部结构所需要的高度 H 时停止加工，工作台快速水平移至喷头Ⅱ下部，喷头Ⅱ温度较高，材料流量相对较大，通过调整三维工作台运动速度，逐点拉丝形成很细的微管支架，按照微细结构模型的加工轨迹，来构造内部三维网架结构。这样重复交替控制双喷头工作，便可实现在一个模型的制作过程中，完成骨外形轮廓的逐层累积和内部微管结构的一体化制造，AJS 系统整体结构及双喷头实物图如图 4 – 44 所示。

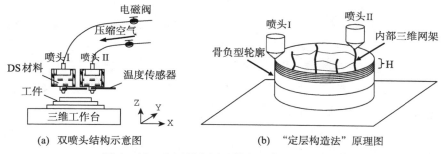

(a) 双喷头结构示意图   (b) "定层构造法"原理图

图 4 – 43 人工骨负型一体化制作方案示意图

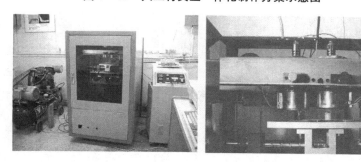

图 4 – 44 改造后的 AJS 系统外观及双喷头结构

4.7 本章小结

（1）在对 AJS 系统的改进和综合调整中，增加了气路的控制，并对两套气路方案进行了测试和评价，认为气路Ⅱ可以有效地避免双喷头在切换动作时产生的丝材成型误差。

（2）通过喷头上的温度传感器安装位置的改进，实现了所测温度能够精确反映材料整体熔融状态的最佳标准，从而有效地保证了成型材料的熔融状态，避免了温度响应滞后所带来的误差。

（3）通过系统辨识方法得到了材料熔体在喷头中热过程的数学模型，并在此基础上进行了温控系统 PID 参数设计，得到了满足实际需要的成型材料加热过程模型并获得了较好的 PID 参数，实现了工作状态下正负波动 0.2℃的较理想的结果，且使系统从室温冷启动加热到工作温度 115℃的过渡时间小于 20min，从而大大降低了成型工艺中材料的温度变化和温度梯度。

（4）通过对人工骨内部微观结构的加工数据以及原"悬垂法"制作三维网架中存在的缺陷的分析，创新性地提出了一体化制作及"定层构造法"来进行人工骨支架的制作方案。该方案能够有效地利用双喷头的协同工作，解决在同一制作过程中进行材料不同流速的调整，并及时地配合工作台三维运动，完成人工骨支架结构的制作。

（5）通过对空间拉丝工艺及固化机理进行的理论分析，建立了人工骨支架制作过程中丝材成型过程的数学模型，得到了关键工艺参数的理论值。

（6）首次提出了利用"定层构造法"来制作人工骨支架结构的工艺方案，该方案能够根据骨组织内部微细结构模型分层数据及仿生结构特征，并通过与喷头温度、喷嘴距已固化层壁间高度、喷嘴直径、压力以及工作台运动速度等工艺参数的结合，对上下导通的结构和孔隙率进行精确控制。

（7）通过控制丝材流量、工作台运动速度和调整制作空间网架时喷嘴距已固化层壁间高度等工艺措施，实现丝材均匀的三维网架的制作，提高了成型效率和精度，并验证了理论推导的工艺参数值。根据对成型丝材形状特征及自然骨内部哈佛管和浮克曼管的空间走向规律的分析，采用了通过调整逐点之间工作台运动速度和相应拐点处的停顿时间来实现内部三维网架的制作方案，从而能够实现统一精确的结构，并完成哈佛管和浮克曼管的一体化制造。

（8）深入研究了制作中各工艺参数与成丝直径的关系，建立了工作台运动速度与丝材直径的量化关系公式。通过对试验过程中出现的各种误差情况进行分析，从材料、工艺、环境等角度研究了如何减小误差的方法，提出了有效的解决方案并优化了工艺参数。

（9）论述了成型过程中所产生的几种典型工艺现象，详细分析了问题出现的原因及相应的解决方案，同时对控制程序进行了改写和完善。通过对大量工艺试验的总结，对成型系统工艺参数的决策步骤进行了归纳。

第五章　复合工艺及固化机理研究

5.1　复合工艺方案

采用非注射型和注射型 CPC 两种复合工艺进行人工骨支架充填实验，其中 CPC 采用上海瑞邦公司生产的自固化磷酸钙粉状骨水泥。

5.1.1　非注射型 CPC 复合工艺

（1）复合过程

将 CPC 粉末均匀铺撒到人工骨支架表面，采用 WH-866 旋涡混合器（太仓市化学仪器厂）进行高频振荡（2400RP），为使 CPC 与固化液充分混合，采取铺撒适量的 CPC 粉末的同时滴加固化液的复合方式来完成填充过程（见图 5-1）。

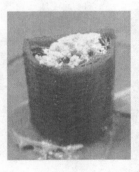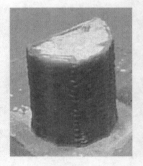

图 5-1　非注射型 CPC 复合工艺

（2）复合工艺优缺点

利用高频振荡的方法虽然可以实现 CPC 粉末在负型人工骨中的充分填充，但由于滴加固化液时 CPC 超细粉末的虹吸作用，会造成 CPC 吸湿效果不均匀，从而导致因固液相之间缺乏充分混匀接触而使得局部材料过度湿润将网架溶解。另外，由于没有发生充分的水化结晶反应，所生成的晶体数量少、晶体颗粒间结合不紧密，影响了人工骨的总体强度。

5.1.2　注射型 CPC 复合工艺

选用注射型 CPC 的出发点是将 CPC 粉末和特定的固化液按一定比例所配制出的材料，具有良好的流动性，可以用注射器将其注射到待填充修复部位，因此能够较容易地填充于骨缺损处。

（1）复合过程

实验中设计了专用的加压注射装置来保证复合过程的顺利进行（见图 5-2）。先将试件放置在托板上，再把配制好的 CPC 材料从注射器末端填入，再将注射器安装于固定夹上并上紧，将注射器针头从试件中三维网架的缝隙间插入并触及到人工骨支架底部，加压挤出材料并按一个均匀的速度向下推进，同时调整齿轮齿条使得托板向下移动，直至将材料填满整个人工骨支架，完成复合过程。

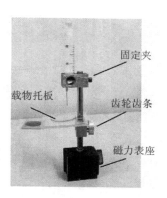

图 5-2　加压注射装置

（2）复合工艺优缺点

使用所设计的加压注射装置可以大大减少手工操作时由于人为晃动所导致的网架破坏，并可以在加压的同时使针头保持稳定。

由于不同的固液比例所配制出的 CPC 材料润泽程度和流动性能均不相同，因此需要对不同的固液比复合实验进行细致的研究，从而找出最佳配比方案（见表 5-1）。

表 5-1　不同固液比配制的 CPC 填充材料性能指标

固液比 （g/ml）	配制 效果	填充 效果	初步固 化时间
2.5~3:1（参考说明书配比）	较结实的面团状，无法正常流动	无法进行注射填充，强行注射易造成网架大量破坏	10min

续表

固液比 （g/ml）	配制 效果	填充 效果	初步固 化时间
2.043:1 （参考可调整 的固液比）	略稠的糊状，流 动性偏差	注射时用力较大，材料流动 缓慢且不断受到网架的阻力， 易造成远端和在网架与外壁 接触的根部填充不充分的现 象（见图 5-3（a））	25min
1.429:1 （加入备用固 化液后的 配比）	较稀的糊状，流 动性良好	注射时材料向四周迅速流动， 可实现通过自由扩散而将整 个模型填满的复合过程，从 而减少了对网架的破坏（见 图 5-3（b））	30min
1.2:1	稀浆状，流动性 良好	类似浆状灌注法	50min

由表中结果可以看出，当固液比在 1.4~2.0 之间选取时填充效果较为合理。同时，按照 CPC 材料的性能来说，所配置的 CPC 填充材料应在保证其适合的流动性前提下使得所加入的 CPC 粉末最多。因此，本填充实验最终选取 1.8:1（g/ml）的固液比作为最佳比例，其填充效果如图 5-3（b）所示。

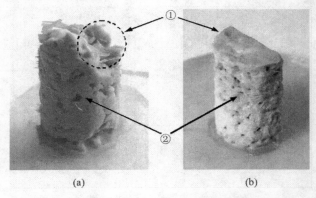

(a)   (b)

图 5-3 不同固液比复合出的试件
①填充远端；②丝架与外壁接触的根部

5.1.3 基于 RP 的人工骨生物活性因子复合方法

为使人工骨具有理想的骨诱导活性，在 CPC 材料中复合入 BMP，使所制备的人工骨具有诱导成骨的生物学活性，复合在 CPC 内部的 BMP 可以在骨修复的过程中随着材料的逐步降解而被缓慢释放，起到持续的骨诱导作用。

从 BMP 的角度分析，CPC 作为一种载体，需要考虑两者混合时如何使 BMP 能够充分发挥其生物活性的要求。按照混合方式的不同，有均相体系（图 5-4（a））和非均相体系（图 5-4（b））两种方式。

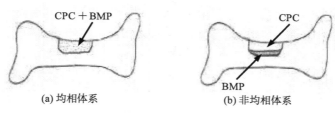

(a) 均相体系　　　　　　　　(b) 非均相体系

图 5-4　BMP 与 CPC 复合修复骨缺损

均相体系是 BMP 与 CPC 材料充分混合后填充于骨缺损处的方式，而非均相体系是将 BMP 包埋于骨缺损特定部位后再填充入 CPC 材料，形成非均相复合结构的方式。其中前者适用于对 CPC 固化过程和材料性能的影响小并在固化环境中能够保持活性的生长因子；而后者则具有可对成骨方式进行人为控制的优点，比如可将 BMP 注入到两骨断端，诱发并促进两端优先生长。

由于 CPC 体系的液相对生物因子的活性没有不良影响，而固化后的 CPC 材料是均匀基质释放系统，生物因子的释放规律与其在材料内部的分布形式直接相关。已有的研究证实，如果 BMP 能够在 CPC 内部分布均匀，就可以使 BMP 的释放能够伴随骨修复的全过程并在新骨形成的初期有一个快速释放过程。因此，综合考虑 BMP 释放过程中其物理状态的特征规律，在复合实验中采用均相体系方案进行复合，即先将 BMP 粉末溶解到 CPC 固化液中，再将固化液与 CPC 粉末充分调和而进行复合。

5.2　复合工艺中丝材直径的变化

在 CPC 固化过程中，丝材随之溶解而逐渐变细，因此有可能出现过细的丝材被全部溶解而无法形成微孔的情况。同样，如果丝材过粗，除残留材料本身对成骨作用产生影响外，不完全导通的孔道也会影响组织液的流入。因此为精确控制最终得到的微孔结构，必须对复合工艺中丝材直径的变化进行研究，以弥补丝材溶解时所带来的误差。

5.2.1　不同固液比对丝材直径的影响

如前所述，不同的固液比所配制出的 CPC 材料，其湿润程度和流动性存在较大差异，因此对丝材的溶解程度也各不相同。图 5-5 即为将直径为 350μm 的丝材分别置入不同固液比的 CPC 材料中的溶解效果及直径变化情况。

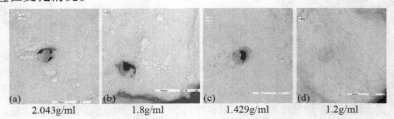

| (a) 2.043g/ml | (b) 1.8g/ml | (c) 1.429g/ml | (d) 1.2g/ml |

图 5-5　不同固液比对丝材的溶解效果

由图中观测的结果可以看出，当固液比为（1.8~1.429）:1（g/ml）时丝材溶解效果较好，从而进一步验证了所选用固液比为 1.8g/ml 的方案的可行性。

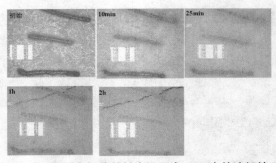

图 5-6　不同直径的丝材室温下在 CPC 中的溶解情况

　　为研究不同直径的丝材在 CPC 中的溶解情况，分别将 700μm、600μm 和 500μm 的三种丝材在相同固液比（1.8g/ml）CPC 材料中进行溶解实验对比（见图 5 - 6），通过图 5 - 7 丝材直径变化曲线可以看出，填充后 1 小时内，丝材溶解非常迅速，显微镜下观察可见网架材料不断向外扩散，导致 CPC 颜色略微发黄，其中 700μm 的丝材直径变化速度略快。1 小时后三组丝材直径仍在继续变小，CPC 表面已经开始出现干裂的细缝；继续观察溶解实验发现 4 小时以后丝材直径的变化已不十分明显，所剩的丝材嵌于所形成的孔道内壁，显微镜下明显看到随着微孔其颜色呈放射状扩散的痕迹。

　　通过对不同直径丝材在 CPC 中溶解情况对比实验，发现丝材直径平均减少了 20% 左右，而且其变化规律与 CPC 固化的各时间段有关，与丝材直径大小无关。因此，通过此项实验可以说明，在人工骨支架制作中要充分考虑熔丝成孔时所产生的孔径变小误差，使得制作出的三维网架的丝材直径略大于所要得到的微孔直径。

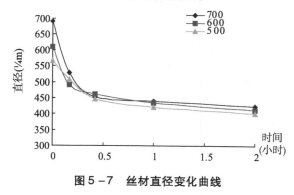

图 5 - 7　丝材直径变化曲线

5.2.2　不同固化条件对丝材直径的影响

　　在 CPC 固化过程中，当丝材逐渐溶解，使得 DS 材料缓慢扩散到周围 CPC 中达到与周围 CPC 中 DS 材料浓度平衡时，丝材直径就不再发生变化。因此通过不同固化干燥方式，如控制环境温度和湿度就成为影响丝材继续溶解的主要因素。

　　将直径为 350μm 的丝材在相同固液比（1.8g/ml）CPC 材料中进行溶解实验，并分别置于室温（20℃，湿度 RH20）、室温 + 干燥器和

37℃恒温烘箱＋干燥器三种状态下进行溶解性实验，在不同的时间段内观察丝材直径变化情况并进行测量（见图 5－8）。

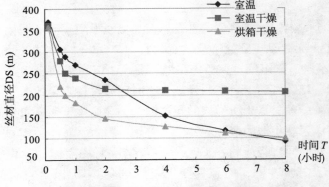

图 5－8　不同固化条件下的丝材直径的变化情况

　　通过实验数据发现，2 小时内三种固化干燥方式条件下丝材直径变化趋势均相同。2 小时后室温干燥条件的丝材直径几乎不发生变化，而其余两种固化条件下丝材直径均继续变小，分析是由于 DS 材料具有较强的亲水性，在室温条件下能够不断吸收空气中的水分而继续向 CPC 材料中扩散（见图 5－9），烘箱干燥条件下虽然排除了 DS 丝材吸湿的可能，但烘箱温度加速了 DS 材料的扩散作用，因此也出现了丝材直径继续减小的现象。而室温干燥能够避免吸湿和温度影响两种情况的发生，因此，为精确控制所得到的孔径，实验中应采用室温干燥条件进行固化。

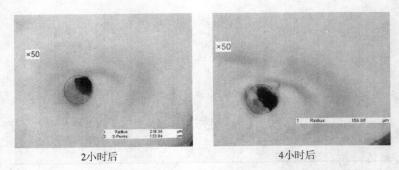

图 5－9　室温条件下，丝材在 CPC 初步固化后继续缓慢扩散的过程

5.3　人工骨的性能研究

5.3.1　人工骨形貌观察

虽然实验中无法对网架中具体某根丝材溶解后所形成的孔道进行追踪，但从所制备的人工骨内部整体孔道特征的形貌可以看出，在任意方向均有大量微孔，多孔支架的三维孔道结构分布比较均匀，孔的形态规则，横截面呈圆形或椭圆形（见图 5 – 10）。显微镜下观察可见孔隙连通性良好，存在大量多处互相连通的微孔结构，而且所形成的三维孔道与所设计的三维网架结构较为吻合，说明利用该复合工艺进行 CPC 的填充，能够较好地保证网架的完整性，并且网架材料对 CPC 固化过程无明显影响，其中哈佛管和浮克曼管的平均直径分别为 300μm、150μm，满足骨组织工程中载体框架的组织学标准。

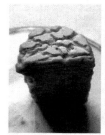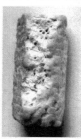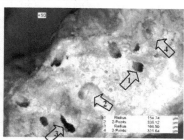

底面清晰的孔道　　　　侧面形貌　　　　内部一纵剖面微孔结构形貌

图 5 – 10　人工骨外形及内部微孔结构形貌（×50）
1、3 为浮克曼管；2、4 为哈佛管

5.3.2　扫描电镜及能谱分析

人工骨固化后表面喷金，采用日本 JEOL 公司 DJM – 840 扫描电镜观察并选取特定部位进行能谱分析。在没有微孔形成的部位进行观察，可见固化后的 CPC 表面由不规则的扁平状、颗粒状晶体构成，晶体互相连接附着，晶体间充满均匀而又不规则的孔隙，孔隙大小约为 2 ~ 10μm，能谱分析中显示材料主要由钙和磷元素组成，并含有少量的氧和碳元素（见图 5 – 11（c））。

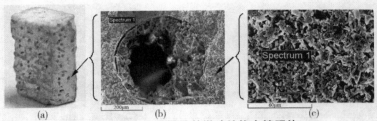

图 5 – 11　人工骨及其微孔结构电镜照片

（a）人工骨；（b）所制备的宏孔（低倍）；（c）CPC 材料表面（高倍）

在微孔内部中心点、孔壁和微孔边缘分别选取三个区域进行能谱分析（见图 5 – 12），其中孔洞中心点处没有任何元素，表明此处孔道已经形成；孔道壁面 C 含量极高而无其他元素，表明改性糖网架溶解后，C 元素扩散到了 CPC 材料中；包括孔洞和 CPC 材料基体的区域 3 则 C 元素含量下降而 Ca、P 元素含量明显增高，表明远离网架的 CPC 基体没有受到改性糖材料的影响。从能谱分析的结果可以看出，随着所选区域向外不断推移，C 元素的含量越来越少，而 Ca、P 元素的含量越来越多。以上测定结果显示，在 CPC 的固化过程中，乳化糖网架可逐渐被溶解并使 CPC 内部形成人造的微孔，制造网架的材料溶解后从微孔壁向材料内部渗透扩散，因而形成了以碳元素含量变化为特征的能谱分析结果。实验结果充分证明了通过溶解 DS 丝材实现人工骨内部微孔结构的方案有效可行。

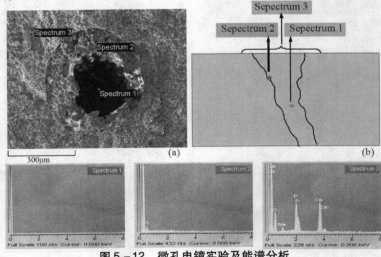

图 5 – 12　微孔电镜实验及能谱分析

5.3.3 孔隙率测定

孔隙率是指材料内部孔隙体积占材料总体积的百分比，是评价多孔材料的重要指标之一。人工骨孔隙率由内部三维网架的占空比和 CPC 材料本身的微孔体积两部分组成。其中 CPC 固化后本身所形成的微孔，按照孔径大小可分为凝胶孔和毛细孔，其中凝胶孔存在于水化反应的磷酸盐颗粒内部，是在 CPC 水化反应过程中形成的，孔径较小，一般为 15～30nm；毛细孔是 CPC 材料固化后未被晶体颗粒填充的原有空间，孔径约为 2000nm。这些微孔在细胞长入和材料降解的过程中没有实际意义，但却使得 CPC 材料带有约 40% 的孔隙率，因此在孔隙率的实际测定中应对所制作的三维网架的孔隙率和最终人工骨试件的孔隙率分别进行测试。

（1）图像法测定三维网架孔隙率

在前述的工艺参数中已经介绍了利用称重法来测量三维网架孔隙率的方法，由于复合实验后进行了微孔结构的观察并获得了更多的数据，因此可以对三维网架孔隙率进行进一步测定，以验证结果的可靠性。

将所制备的人工骨（网架占空比为 18.5%）利用图像分析法进行测量，利用 OSIRIS 通用医学图像处理与分析软件（日内瓦大学医院，University Hospital of Geneva）来提取出电镜照片中微孔的边界，再利用 ImageJ 图像处理软件（美国国家卫生研究所，National Institutes of Health，USA）进行分析，通过二值化、图像分割等方法进行处理，最终得出孔隙率为 16.7% 的结果（见图 5－13），比 18.5% 的数值略微变小，可以认为是因为网架溶解所致，这一结论有效地证明了复合工艺的可行性。

（2）人工骨试件孔隙率的测量

目前，孔隙率的测定方法有浸润法、透气法、CT 法、扫描电镜以及染色法等。浸润法的原理是利用浸润液浸泡多孔材料，根据材料浸泡前后的重量变化确定其孔隙率。浸润法要求生物材料与浸渍液不会发生反应或浸润后体积无变化，其优点是不受试件的形状限制，且测量准确方便，故采用该方法来进行 CPC 孔隙率的测定。

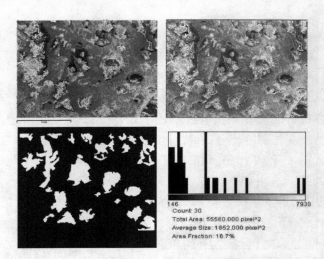

图 5 - 13　利用图像处理与分析软件进行孔隙率测定

①测试原理及工具

测试的基本原理是根据渗入材料内部的浸润液体积来测定孔隙率，孔隙率 P 定义为试件内孔隙体积 V_h 占试件总体积 V 的百分比，即 $P = (V_h/V) \times 100\%$。经推导可知，如果分别测出试样干重（m_1）、浸渍后试样在空气中的重量（m_2）和浸渍后试样在浸渍液中的重量（m_3），则又有 $P = [(m_2 - m_1) / (m_2 - m_3)] \times 100\%$。为使测量值精确可靠，采用 JA - 1103 电子天平来进行试件称重。

②测试步骤

a. 将试样放入干燥箱中烘干（120℃，1h），干燥后冷却至室温。用毛刷刷除试样表面污物后，在空气中称出试样重量 m_1。

b. 将试件放入浸润性极佳的二甲苯溶液中进行浸渍，室温下将盛有试样和浸渍液体的容器抽真空至低于 0.1atm，并在该压力下保持 30min 以使气泡完全消失。恢复到常压后继续浸渍 10min（见图 5 - 14（a））。

c. 取出试样后，擦去试样表面的浸渍液，在空气中称重 m_2，然后在浸渍液中称重 m_3，精度达到试样重量的 0.01%。为消除悬挂铜丝等带来的测量误差，在测量 m_1、m_2、m_3 时，可采用图 5 - 14（b）和图 5 - 14（c）所示的称重装置来称重。

d. 计算结果：将相同试样测定三次，根据公式 $P = [(m_2 - m_1) / (m_2 - m_3)] \times 100\%$ 来计算孔隙率，最后取平均值。

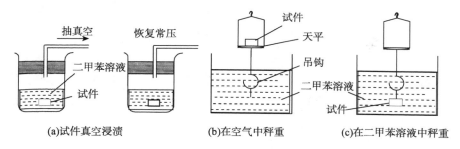

(a)试件真空浸渍　　　　(b)在空气中秤重　　　　(c)在二甲苯溶液中秤重

图5-14　孔隙率测量示意图

③测定结果

利用上述方法可准确测定材料的孔隙率,将 CPC 按固液比为 1.8∶1 的比例进行人工骨支架的填充,所制备出的人工骨孔隙率为 52.0% ~ 63.1%,其中不含网架的 CPC 固化体孔隙率为 37.0%,说明三维网架溶解后所形成的孔隙率在 15.0% ~26.1%,这一数值与制作工艺中不同 V_s' 得到的三维网架占空比为 18.5% 和 21.3% 的结果较为吻合。

因此,通过以上两种孔隙率测定方法,进一步说明了复合工艺有效可行,没有造成网架结构的破坏,能够较好地保证孔隙率性能指标。

5.3.4　力学性能实验

力学性能是评价骨科植入材料临床实用价值的重要指标,通常以抗压强度、抗扭转和抗弯曲三个指标进行综合分析。用于骨缺损修复的植入物主要的力学作用是负重,因此人工骨最重要的力学指标是抗压强度。

文献从不同固化时间下 CPC 材料的抗压强度和弹性模量两个方面,通过适当的简化处理,建立了不同成分 CPC 随固化时间的抗压强度关系(见图5-15)。其中 CPC-1~3 是为改善材料理化性能和提高固化反应速度,在 CPC 固相(即粉末)中加入少量胶原、藻酸钠等添加剂后的混合物,其成分与本实验中 CPC 大体相同,其结果能借以说明材料固化机理与强度的关系,并为本实验提供参考依据。

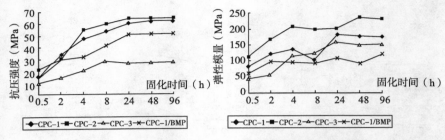

图 5-15 不同固化时间 CPC 的抗压强度和弹性模量

图 5-15 直观地表示了各 CPC 材料基本均在 24h 后达到最大强度，而且随着机械强度的提高，弹性模量也加大，说明材料脆性增强；同时复合 BMP 后强度受到一定影响。

在本实验对所制备的人工骨试件进行抗压强度的测试中，首先将人工骨修整成规则的方形并将上下两端磨平，置于生物力学实验机（美国 MTS SYSTEMS 公司，858 Mini Bionix II Test System）载物平台，使上下面与台面平行，对人工骨缓慢施加垂直压力，记录人工骨遭破坏时的最大载荷，其中测试温度为 20℃，加载速度为 1mm/min。结果显示人工骨发生的应变与加力大小呈线性关系，网架孔隙率为 25% 的人工骨抗压强度为 10.61MPa，网架孔隙率为 20% 的人工骨抗压强度为 18MPa。实验结果表明，随着孔隙率的增加，人工骨的抗压强度较致密的 CPC 材料本身抗压强度（35MPa）发生明显的下降。这一结果提示，所制造的人工骨仅能用于人体非负重部位或低负重部位，如果用于四肢长骨的负重部位则需要结合相应的固定。

5.4 本章小结

（1）通过非注射型 CPC 高频振荡填充和注射型 CPC 注射式填充两种复合工艺的对比，确定了采用注射型 CPC 来进行复合的工艺方案，从而保证了 CPC 填充材料的强度和良好的活性因子吸附性能。同时，为达到良好的填充效果，设计了专用加压注射装置来进行 CPC 的复合工艺，以确保复合工艺的稳定可靠。

（2）通过不同固液比配制的 CPC 填充材料性能指标测试，最终选取 1.8:1（g/ml）的固液比作为最佳比例。通过不同固液比 CPC 材料填充时所造成对丝材直径的影响及填充后固化条件对丝材溶解性能的影响实验，进一步验证了所得到的固液比并确定了以室温干燥条件作为最佳的固化条件，从而较精确地保证了所得到的孔径。在对不同直径丝材在CPC中溶解情况对比实验中还发现，丝材直径平均减少了20%左右，且其变化规律与CPC固化的各时间段有关，与丝材直径大小无关。因此得出了在人工骨支架制作过程中，三维网架的丝材直径应略大于所要制作的微孔直径这一结论。

（3）通过大体形貌观察、扫描电镜及能谱分析、孔隙率测定以及力学性能实验等手段，对人工骨的各项性能指标进行了测试，进一步证实了溶丝析孔方案的可行性、工艺制作中孔隙率和孔径的可控性以及人工骨适当的孔隙率和强度。其中显微镜下观察可见孔隙连通性良好，微孔结构互相连通且孔道与所设计的三维网架结构相吻合。通过在微孔中心、孔壁和边缘三个区域进行的能谱分析，发现随选定区域向外推移，代表丝材主要成分的C元素含量变少，而代表CPC材料的Ca、P元素含量增加，因此充分证明了在CPC的固化过程中，DS网架逐渐被溶解并且形成了微观孔道。通过图像分析法，测得内部网架占空比为18.5%的人工骨孔隙率为16.7%，同样通过浸润法测得孔隙率范围在15.0%~26.1%，与制作三维网架时占空比为18.5%~21.3%的结果较为吻合。因此说明复合工艺没有造成网架结构的破坏，较好地保证了孔隙率性能指标。通过抗压强度测试，得到网架孔隙率为25%和20%的人工骨抗压强度分别为10.61MPa和18MPa，说明所制备的人工骨仅能用于非负重部位或低负重部位，其强度有待进一步提高。

第六章 生物活性人工骨植入
实验及相关降解机理研究

6.1 动物实验手术与检测指标

6.1.1 动物处置

健康成年实验用犬 30 只，由第四军医大学实验动物中心外购，雌雄不限，体重 15 ~ 20kg，随机分为实验组和对照组。手术前常规饲养 1 周以上，手术当日禁饮食，准确称重，选用长春兽医大学生产的 846 复合麻醉剂肌肉注射麻醉，剂量为 0.4ml/kg 体重。动物麻醉后以专用褪毛剂将左前肢褪毛，常规消毒、铺单进行手术。术后分笼饲养并加强管理和观察，给予高能量高蛋白饲料，每日肌肉注射庆大霉素 8 万单位，连续 7 天。伤口换药根据渗出情况随时处理，通常术后 3 ~ 6 天进行第一次换药。进行 X 线拍片检查时同样肌肉注射麻醉。

6.1.2 手术操作

左前肢前外侧纵向切口，依次切开皮肤、皮下组织和深筋膜，沿肌间隙分开肌肉，骨膜外显露桡骨干中段 1/3。电动裂钻截断带骨膜的桡骨干，造成 25mm 节段性骨/骨膜缺损。术野止血，于骨缺损处植入人工骨，使人工骨与骨断端保持接触但无明显挤压。给予适当的内固定或外固定。冲洗伤口后逐层间断缝合肌肉、筋膜和皮肤，术后所有动物在相同条件下分笼饲养，按实验分组的不同时间处死动物，取整个尺桡骨全段进行检测。对照组植入不含微孔结构的 CPC 材料，空白对照组不植入任何材料。

6.1.3　检测指标

（1）大体观察

术后观察动物饮食、活动情况以及伤口有无肿胀、分泌物出现。取材后逐层解剖标本，光镜下观察骨痂形态、生长情况，骨断端愈合情况及人工骨形态变化、与新骨的相互转化状态。

（2）X 线检查

术后不同时间取材后，400mAX 线机在小焦点拍片，曝光条件统一为 50kV、30mA、0.4sec，自动洗片机冲洗胶片，观察各组动物骨缺损区的骨痂生长和骨连接情况。

（3）组织形态学观察

于两截骨端外 0.5cm 处取材，标本经体积分数 10% 甲醛固定，常规乙酸脱钙 7 天，石蜡包埋，Leica 硬组织切片机 5μm 连续切片，分别通过 H－E 染色及改良丽春红三色法染色，光镜下观察成骨情况。

（4）孔隙率测定

利用分析天平和精密移液管，通过浸润法对不同时期人工骨植入体的孔隙率进行测定。

（5）扫描电镜观察及能谱分析

5% 戊二醛固定标本，用利刀纵向剖开骨缺损及植入材料区。经体积分数为 30% ~100% 的乙腈梯度脱水，真空干燥，表面喷金处理后以 JEOL JSM－840 型扫描电子显微镜观察，同时采用 Inca－300X 射线能谱仪作 X 射线能谱分析，视野选定新骨——材料交界处或材料表面的微孔结构，激发能 5.0kev。

6.1.4　实验设备（见表 6－1）

表 6－1　实验设备

设备型号	目的用途
VH－8000 光学显微镜	观察 CPC 降解情况、微孔结构的变化及新骨生成

续表

设备型号	目的用途
LEIKA SP1600 型埋块切片机	进行植入体的组织切片,并利用 VH－8000 进行观察
JSM－840 扫描电镜及 Inca－300X 射线能谱仪	进行电镜观察及能谱测定,测定植入体内部微孔结构变化及 Ga/P 的变化情况
JA－1103 电子天平	孔隙率测定

6.2　首期动物实验中人工骨的设计和制备

6.2.1　生物活性人工骨的设计和制备

（1）犬桡骨外形的仿生设计

由于犬桡骨外形十分接近半圆柱体,因此可以适当简化,通过三维 CAD 软件（如 UG、Pro/E 等）来绘制出半圆柱模型并输出 STL 文件,数据导入 CPS600A 快速成型机配套的分层软件中进行零件数据处理,输出 SLB 层加工数据文件（图 6－1（a）、（b））。

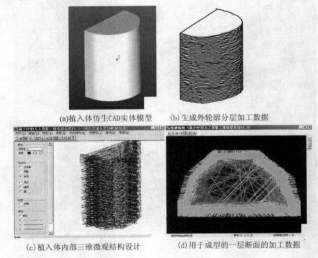

(a)植入体仿生CAD实体模型　　(b)生成外轮廓分层加工数据

(c)植入体内部三维微观结构设计　　(d)用于成型的一层断面的加工数据

图 6－1　人工骨植入体的仿生设计

（2）骨髓腔的仿生设计

按照成型工艺的成丝原理和 AJS 系统本身制作工艺的局限性，喷嘴在一个过小的范围内成丝效果不理想，主要是由于机械装置的局限而无法实现快速响应（见第五章 5.3 制作工艺），因而在内外圆环相互切换处易出现因快速跳跃而产生的节点。考虑到本课题关键是研究三维网架结构对成骨性能的影响，而不是侧重于模拟几何外形的真实程度。另外从医学的角度出发，当骨材料植入体内后，随着材料的降解和新骨的形成，中间部分会自然形成骨髓腔，因而从可加工性、强度和植入骨整体性能等方面综合考虑，在制作三维骨架时忽略了骨髓腔的制作。

（3）内部三维网架的仿生设计

在人工骨内部微观孔道专用仿生设计软件 Rev_ engineering 1.0 中完成内部微观通道的生成并输出 SLC 文件（见图 6 - 1（c）、（d）），最终制备出的人工骨支架如图 6 - 2 所示。

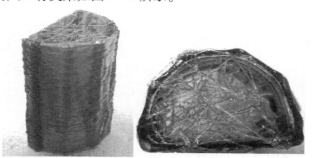

图 6 - 2　制备出的人工骨负型

（4）复合工艺

采用注射型 CPC 材料进行 CPC + BMP 的复合工艺。首先将 0.3mg 重组 RHBMP（Recombinant Human Bone Morphogenetic Protein - 2，美国 Sigma 公司）溶解于 3.2ml 固化液中形成溶液，再加入 5.7gCPC 粉末进行充分调和，成为糊状后通过注射器进行复合填充（见图 6 - 3（a），固液比约为 1.8g/ml）。将所制备的试件放入干燥器内进行固化干燥，12 小时后干燥完成成为可植入体。将制备好的人工骨于手术前两周用环氧乙烷气体消毒炉 37℃、180min 消毒后，4℃ 低温密闭保存备用。活性植入体各参数见表 6 - 2。

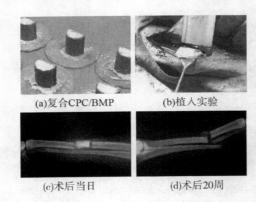

(a)复合CPC/BMP   (b)植入实验

(c)术后当日   (d)术后20周

图 6 – 3　首次活性人工骨植入实验

表 6 – 2　活性植入体各参数一览表

	形状	试件组成	丝材直径	网架占空比	植入体孔隙率
活性植入体	半圆柱 20 ×Φ12mm	三维仿生网架 CPC/BMP	250 ~ 350μm	20%	50%

6.2.2　定制化金属复合骨植入实验

定制化金属复合骨复合植入体采用钛材料作为外形框架，形状为两个 1/4 圆柱通过连接板组成半圆柱筒，内部填充入 CPC/BMP（见图 6 -4）。

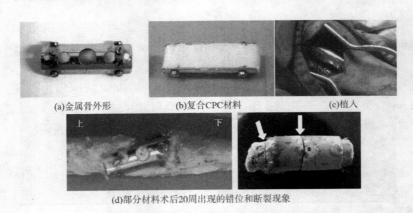

(a)金属骨外形   (b)复合CPC材料   (c)植入

(d)部分材料术后20周出现的错位和断裂现象

图 6.4　定制化金属复合骨内固定方式的缺陷

6.2.3　首期动物实验总结

本次实验表明，两种植入体均有较好的生物相容性能和成骨性能，其中生物活性人工骨表现出良好的骨生长情况，8 周后植入体两端和尺骨侧已生成大量骨痂，材料降解迹象明显，两侧截骨端已逐步连接。但是，由于所制造的骨缺损过大，而人工骨强度有限，两种植入体均发生破碎、断裂以及错动等情况（见图 6 – 3（d）、图 6 – 4（d）），其中活性人工骨较金属复合骨强度偏低，部分实验犬出现桡骨和相邻尺骨双骨折，因此寻找有效可行的固定方式显得尤为重要。

6.3　第二期动物实验

6.3.1　固定方式的必要性

人工骨内部的微孔降低了材料的机械强度，力学测定表明所制备的人工骨极限抗压强度为十几 MPa，不足以完全承担犬前肢负重，尤其是动物麻醉苏醒阶段可能会出现躁动现象，如果骨断端出现挤压则植入的人工骨块因强度不足很容易被破坏。由于本实验主要是观察人工骨内部微孔结构与成骨的关系，因此如果人工骨碎裂则会严重破坏内部孔道结构，从而使实验失去意义。基于以上考虑，在植入人工骨后需要进行相应的固定。目前，有关犬桡骨缺损实验模型的固定尚无统一的标准，需要根据实际要求进行不同的设计。实验中共运用了包括髓内针、单臂外固定架、内固定钢板和复合增强内固定钢板在内的四种方案进行固定，其中三种固定方式具体参数特征如表 6 – 3 所示。

表 6 – 3　三种固定方式比较

固定方式	形状特征、大小尺寸及总重量（/套）	优点	缺点	对植入体的强度要求
髓内针	骨科用三棱针，长度为 20mm，总重量≤18g	无遮挡，观察方便	创伤大，手术操作要求高	高

固定方式	形状特征、大小尺寸及总重量（/套）	优点	缺点	对植入体的强度要求
单臂外固定架	4 根 Φ5 半钉和相应的可调固定器，1 根固定杆，总重量 ≤60g	无遮挡，观察方便	成本高，创伤大，伤口易感染，外部裸露架体部分易使实验动物运动受限	中
半笼式钢板	4 根 Φ3×16 不锈钢自攻螺钉，自制不锈钢套筒，总重量 ≤7g	成本低，手术操作简便	对人工骨有应力遮挡，观察成骨不便	中

6.3.2 髓内针固定方案

采用髓内针固定方案，目的是考虑到为避免金属套筒在 X 光片拍摄中所带来的遮挡（见图 6-5）。

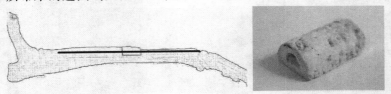

图 6-5 固定方案 I——髓内针固定

此方案的不足之处在于手术创伤过大，且操作中使用骨锤用力敲击髓内针易将植入体振碎。

6.3.3 外固定架固定方案

模仿人体用前臂外固定架设计了用于犬桡骨固定的单臂外固定架，由四根医用半钉、四个万向夹头和一根固定棒组成（见图 6-6（b））。在人工骨植入手术完成后分别在桡骨前侧的两端钻孔拧入两根半钉作为固定钉，使固定钉穿透桡骨对侧皮质，用万向夹头将固定棒固定于前肢的前外侧，关闭术野。为使固定系统更符合力学要求，分层缝合后可以通过调整夹头使固定棒靠近皮肤。该固定系统在手术后初期可以起到良好的固定效果，但由于仅有一侧固定棒负重，经过一段时间后，固定钉向中心方向移位，随着时间的延长和实验动物活动量的增多，固定钉移位不断增加，最终导致人工骨碎裂并发生尺骨骨折（见图6-6（d））。出现这种结果的主要原因是外固定架仅有单臂负重，因而固定系统受力不均匀，如果采用双臂或是环形固定架则有可能避免因固定不坚强导致的手术失败。双臂或是环形固定需要在桡骨不同方向穿钉，甚至需要同时穿过尺骨，由于犬桡骨横截面为半圆形，因而难以顺利完成。外固定架的另外一个缺点是固定器材长期暴露于外界，增加了术后伤口管理的难度，容易导致严重的感染。

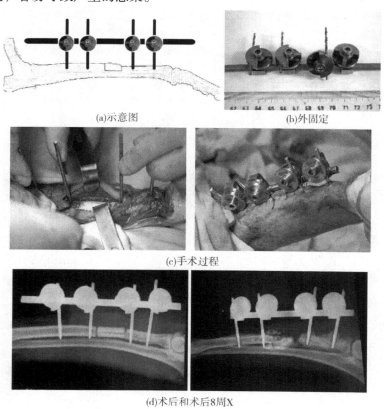

(a)示意图　　　　　　　　(b)外固定

(c)手术过程

(d)术后和术后8周X

图6-6　固定方案Ⅱ——外固定架固定

6.3.4 内固定钢板固定方案

为克服外固定架的缺点，进行了内固定钢板的设计。钢板为半环形，厚度 0.4mm，为增大人工骨与软组织接触面积并加速人工骨活化，钢板表面设计有三个条形沟槽，两端各有两个直径 3mm 的固定孔，使用普通不锈钢自攻螺钉与骨断端固定（见图 6-7）。钢板的长度和半环的形状主要根据人工骨的长度及形状设计，使人工骨能够与钢板完全匹配。植入人工骨后将钢板用螺丝钉固定在人工骨外侧，钢板的两端可以嵌入骨断端从而分担重力，因此该方法同时利用螺丝钉和钢板两端负重，并且避免了首期动物实验中原两端游离的金属套筒固定方式所带来的错位等问题，可以有效保护人工骨不受纵向的挤压。

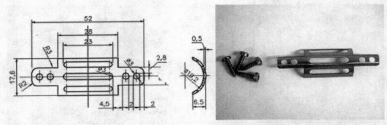

图 6-7　内固定钢板的设计及实物

根据医学上固定方案中所应用的加压动力钢板的文献，钢板螺钉固定要求钢板长度原则上应超过骨干直径 4~5 倍，否则，不能对抗骨折部位的各种压力。根据以上经验，钢板总长度为 52mm，能相对有效地对抗侧方的剪切力。

为避免由于实验动物活动产生的侧方剪切力对固定系统的破坏，术后采用石膏外固定 2 周。实验证实该方法早期固定效果好，但由于钢板设计较薄，机械强度不够，因而拆除石膏外固定后，部分体重较重的实验动物出现了钢板断裂的情况，并引起尺骨骨折（见图 6-8（d））。

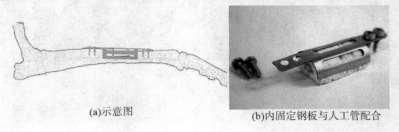

(a)示意图　　　　　　　　(b)内固定钢板与人工管配合

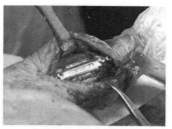

(c)植入

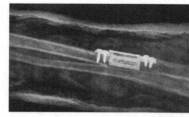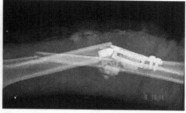

(d)术后和术后8周X光片

图6-8 固定方案Ⅲ——内固定钢板固定

6.3.5 两种固定方式的生物力学评价

在所进行的犬桡骨截骨实验的过程中，发现外固定架和金属钢板均出现固定不牢的情况，主要表现在外固定架固定方式中人工骨易受挤压而碎裂，并且半钉易拔出；钢板固定中出现钢板肩部断裂和螺钉拔出的现象。因此，为使动物实验能够顺利进行，需对两种固定方式进行定量的生物力学评价，为改进固定方式提供理论依据。

方法：①选择成年家犬湿尺、桡骨标本1根进行CT断层扫描后经软件处理进行有限元建模及约束处理，施加边界条件计算应力—应变和扭矩—扭角关系。②将所设计的半笼式管型钢板（Half Cage Panel，HCP）固定犬桡骨中段骨缺损动物模型进行有限元分析和生物力学评价，采用24根成年雄性家犬尺、桡骨标本制成桡骨中段大段骨缺损模型，随机分别采用三种固定方式，包括HCP、单臂外固定架（Zimmer）、国产AO四孔直钢板（Straight - panel，SP）和无缺损固定的阴性对照（Control，Con）组进行抗轴向压缩、抗拉伸、抗扭转的强度比较。

（1）有限元分析

①模型建立

取成年家犬湿尺、桡骨标本 1 根进行 CT 断层扫描，扫描时保持股骨干与检查床平行并与扫描平面垂直。取总层厚 3mm，共获 60 张断层横截面图像；利用 Mimics 软件（比利时 Materialise 公司）对 CT 图像进行处理，并进行抽壳处理，将输出的 igs 文件导入 Pro/E 中建立三维 CAD 模型，并装配钢板和外固定架，进行尺、桡骨模型的建立。

②计算模型

将尺、桡骨模型输入有限元软件 ANSYS7.0，定义材料特性和单元类型，桡骨在应力不超过其强度极限时，它的应力—应变关系与工程材料类似，呈线性，因此对肱骨进行应力分析时，假设桡骨为连续、均质、各向同性的线弹性材料，弹性模量 1.38GPa，泊松比 υ 为 0.35，见表 6-4。再进行网格划分，得到有限元计算模型，分别通过加载轴向压力 150N 和 1N·m 扭矩，得到钢板和外固定架的有限元解并做出其应力等值线图。

表 6-4　各构件单元类型和材料特性

构件种类	单元类型	材料特性
尺骨和桡骨	Solid92	弹性模量 $E_1 = 13.8$GPa，泊松比 $\upsilon_1 = 0.35$
组织工程材料 CPC	Solid95	弹性模量 $E_2 = 1$GPa，泊松比 $\upsilon_2 = 0.4$
钢板、外固定架和螺钉	Solid92	弹性模量 $E_3 = 206$GPa，泊松比 $\upsilon_3 = 0.3$

（2）生物力学评价

①标本制作与分组

本实验采用 24 根成年雄性家犬尺、桡骨标本，摄 X 线片以排除病理性骨变。剔除两端所附肌肉和肌腱，保留骨间肌，离体后迅速以生理盐水纱布包裹置于冰柜中（-20℃）冷冻。实验前将标本从冰柜中取出，在温度为 10℃左右的环境中复温 12 小时。以桡骨中点向上截骨 25mm，模拟组织工程用大段骨缺损。随机取样进行分组，利用 Zimmer、HCP、SP 进行固定，同时进行无缺损固定的对照组 Con 比较，分别采用 Φ3.0mm 半钉、Φ3.5 螺钉、Φ4.0 螺钉（见图 6-9）。

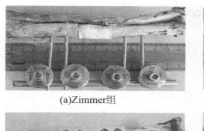
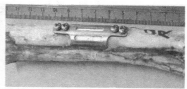

(a)Zimmer组   (b)HCP组

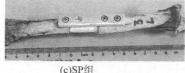
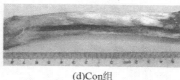

(c)SP组   (d)Con组

图6-9 三种固定方式及阴性对照组

②试验方法

将试验标本两端与夹具以义齿基托树脂Ⅱ型（上海医疗器械股份有限公司齿科材料厂）浇筑固定成一体，采用美国 MTS-858 Mini Bionix Ⅱ Test System 进行力学测试，试验过程分压缩、拉伸、扭转三种不同工况顺序进行，以模拟主要生理活动方式。轴向加载速度为 2mm/min，最大载荷为 150N，扭转加载为 1.0N·m。

③数据处理及统计方法

实验数据采用 SPSS 软件及 Excel 2000 进行方差分析和线性回归分析，数据以样本均值±标准差表示，按 Students't 检验进行 t 检验，当 $P < 0.05$ 时表示差异有显著意义；$P < 0.01$ 时表示差异有高度显著意义。

（3）实验结果

①有限元分析

从机械加工工艺角度及 Ansys 应力等值线图，可推断在钢板肩部存在一定的应力集中，此处容易发生疲劳断裂，并且与两侧螺钉连接的桡骨处应力最大，容易发生骨的疲劳破坏和骨质的溶解。外固定架固定方式发生的破坏是钢钉的拔除和桡骨上受载荷过大引起的骨折。两种固定方式时桡骨上的应力分布，基本是钢板的固定方式较小。当受压时，钢板固定方式比外固定架有明显的优势；受扭时，外固定架结构比钢板结构变形小，但其最大应力比钢板大（见表6-5）。与外固定架相比，钢板固定的应力分布较接近正常状态且应力集中程度较小。

表 6 - 5　受压、受扭时两种固定方式的最大应力应变值

	钢板上最大应力（KPa）	外固定架上最大应力（KPa）	钢板上最大应变（$\times 10^{-5}$m）	外固定架上最大应变（$\times 10^{-5}$m）
抗压	194.237	603.968	0.424	0.453
抗扭	413.605	571.060	0.317	0.184

②生物力学评价

a. 轴向拉伸试验

在轴向拉伸载荷作用下，桡骨骨缺损经固定后，桡骨缺损处的应变恢复到正常受力状态，其应变的变化同载荷相关（见图 6 - 10（a）），载荷—应变曲线基本呈线性关系，卸载后可恢复原形。在生理载荷作用下，阴性对照组的应变最小，其次是 SP 组和 HCP 组，最大的是 Zimmer 单臂外固定架，150N 时应变约 4132.81με，分别是 HCP 组、SP 组、对照组的 6.5 倍、8.64 倍、16.43 倍。Zimmer 组与阴性对照组、SP 组、HCP 组之间的对比均具有显著性差异（p < 0.01），SP 组和 HCP 组（p = 0.869）、SP 组和阴性对照组（p = 0.480）、阴性对照组和 HCP 组（p = 0.586）两者之间无明显差异。其中应变值大小依次为：Zimmer 组 > HCP 组 > SP 组 > 对照组。

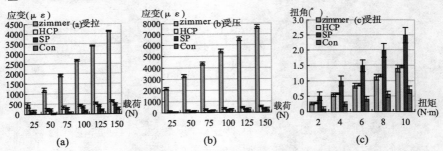

图 6 - 10　三种固定方式的生物力学测定

b. 轴向压缩试验

在轴向压缩载荷作用下，桡骨骨缺损经固定后，桡骨缺损处的应变恢复到正常受力状态，其应变的变化同载荷相关（见图 6 - 10（b）），载荷—应变曲线基本呈线性关系，卸载后可恢复原形。在生理载荷作用下，阴性对照组的应变最小，150N 时仅为 297.56με。其次是 HCP 组和 SP 组，150N 时分别为 538.56με 和 329.71με。而 Zimmer 组固定的应变最

大，达 7658.20$\mu\varepsilon$，分别是 HCP 组、SP 组和对照组的 14.22 倍、23.23 倍和 25.74 倍。Zimmer 组与阴性对照组、SP 组、HCP 组均为两两相比具有显著性差异（p < 0.01），SP 组和 HCP 组（p = 0.834）、SP 组和阴性对照组（p = 0.997）、阴性对照组和 HCP 组（p = 0.832）两者之间无明显差异。其中应变值大小依次为：Zimmer 组 > HCP 组 > SP 组 > 对照组。

c. 扭转试验

相同扭矩作用下，Zimmer 单臂外固定架组的扭转角为 1.39°，HCP 组为 1.46°，SP 组为 2.48°（见图 6 - 10（c））。以对照组为准，三者相比分别相差 196%、206% 和 349%，具有显著性差异（P < 0.01）。其中应变值大小依次为：SP 组 > HCP 组 > Zimmer 组 > 对照组。

（4）实验结论

通过生物力学和有限元分析的结果可以看出，所设计的半笼式管型钢板与传统单纯直钢板和单臂外固定架相比，在抗压、抗弯、抗扭和刚度上具有一定优势。为进一步保证植入初期人工骨的完整性及不发生错位现象，对半笼式管型钢板进行了增强结构的设计，从动物实验的结果可以看出，采用增强 HCP 固定方案，能明显减轻植入体初期的承受力，从而保证了植入体的完整性。

6.3.6　内固定钢板方案的改进

将断裂的内固定钢板取出后可以发现，断裂部位主要出现在钉孔以及钢板整体与延伸翼交界部位，说明断裂原因主要是设计强度不够，不能有效对抗侧方剪切力。因此对原固定钢板做了如下改进：将钢板整体与延伸翼交界部位采用圆弧过渡的形状，并将钢板厚度由 0.5mm 增加至 0.8mm（见图 6 - 11）。通过对两种钢板固定方式在受压、受扭和受弯三种情况下进行受力结果有限元分析，得到应力等值线和有限元解（见表 6 - 6）。

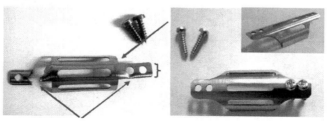

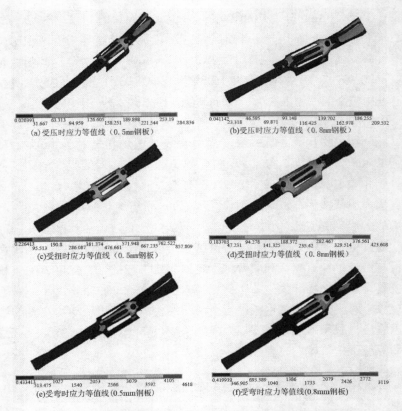

(a)受压时应力等值线（0.5mm钢板）　　(b)受压时应力等值线（0.8mm钢板）

(c)受扭时应力等值线（0.5mm钢板）　　(d)受扭时应力等值线（0.8mm钢板）

(e)受弯时应力等值线（0.5mm钢板）　　(f)受弯时应力等值线（0.8mm钢板）

图 6 - 11　原断裂的内固定钢板及改进后的增强内固定钢板

表 6 - 6　改进前后钢板固定方案的优化结果

最大应力	受压（KPa）	受扭（KPa）	受弯（KPa）
原钢板固定	284.836	857.809	4618
改进后钢板	209.532	423.608	3119

　　根据分析结果和动物实验，发现改进后的增强内固定钢板结构未出现断裂和尺骨骨折（见图 6 - 12），证明了改进效果的有效性。

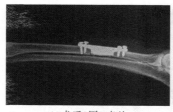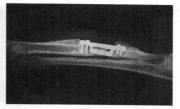

(a)术后2周X光片　　　　　　(b)术后4周X光片

图6-12　固定方案Ⅳ——增强内固定钢板固定

6.4　动物实验结果及相关分析

6.4.1　动物基本情况及骨缺损修复结果

（1）动物基本情况

术后13只实验犬术肢均出现不同程度的肿胀，尤其以石膏固定组比较明显，通过及时松解，3～5天后肿胀消失。术后2～4周内，2只动物出现尺桡骨双骨折，术肢畸形。另有6只因饲养等原因意外死亡，均予以剔除并及时补充。其余动物伤口愈合良好，活动、进食情况基本正常，精神状态无明显变化。未见瘫痪、惊厥、呼吸抑制等毒性反应。术后4周可正常站立行走，部分动物出现跑、跳跃等动作。

（2）X线拍片观察

由于内固定钢板影响X线拍片观察，因此术后8周取出钢板。时间少于8周的动物，处死后于拍片观察前取出内固定物。CPC对照组术后2周、4周材料与骨交界处有清晰的界限，无明显成骨现象；8周、16周材料密度降低，由于新骨形成和材料外周的溶解吸收使交界处模糊不清，但材料体积无明显变小迹象；24周植入的CPC与截骨端融合在一起，材料体积较植入初期变化不明显；空白对照组8周即出现骨端生长停止伴髓腔封闭，24周形成骨不连，髓腔封闭（见图6-13）。

实验组2周人工骨与骨断端连接紧密，界限清晰，X线片无明显新骨形成的表现；4周人工骨与骨交界处界限模糊，出现低密度影，为新形成的软骨和材料的部分溶解吸收所致；8周时骨交界处出现低密度影，植入的人工骨体积变小，边缘密度降低，吸收降解现象明显；16

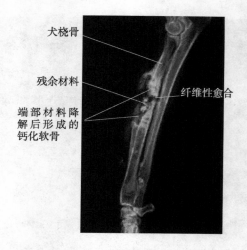

标注：
犬桡骨
残余材料
端部材料降解后形成的钙化软骨
纤维性愈合

图 6-13　24 周后骨缺损部位 X 光片

周新骨大量形成并钙化，可见到连续性骨膜骨痂，新骨由两端向人工骨内部长入，骨缺损范围变小；24 周时新骨形成量进一步增加，可见软骨钙化，骨痂明显增大增粗并包裹整个钢板，两新生骨结合部位呈现低密度间隙，考虑尚有部分纤维性愈合，人工骨体积明显减小，显示出较好的可降解性能。

6.4.2　新骨观察

（1）大体及解剖观察

术后 2 周，植入体与骨断端有黏附，较松散，可钝性撕裂，切开植入体，可见大量肉芽组织伸入材料表面的孔隙内。术后 4 周，骨缺损处较多结缔组织样包裹物，断端材料结合致密伴骨痂形成并增粗，尤以近躯体侧明显，去除结缔组织肉眼可见植入体轮廓改变，提示骨痂形成，材料降解。术后 8 周，骨与材料结合部出现明显膨大的新生骨痂，材料被结缔组织包裹紧密，呈不同程度吸收、碎裂，整体形状尚可。术后 12 周，骨缺损处较多新生组织被肌肉和筋膜包裹，两端部增粗，缺损距离缩短，显示有新骨形成。将标本固定后逐层解剖进行观察，发现新生骨痂主要出现在内固定钢板两端，尤以近侧明显。断端材料结合部可见新生板层骨，缺损处居中部有小块材料残余（见图 6-14）。

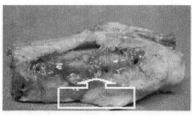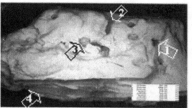

(a)缺损处新生骨替代，外以骨痂
包裹，小块材料残余

(b)残余材料光镜观察(×50)

图6-14 植入体12周后取材观察

①纵向孔道；②③横向孔道；④近尺骨侧

术后16周，试件内部绝大多数CPC已发生降解，有大量软骨和骨组织形成，新生骨痂将整个缺损处钢板包裹，残余CPC处于植入体整体区域中央，周围被新生骨组织和有机组织所包裹，残余CPC大体呈现椭球体形状（见图6-15）。

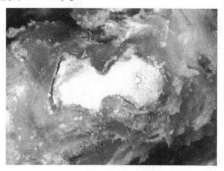

**图6-15 术后16周植入体取材的
剖切观察**

22周时，新骨体积增大，已经将钢板末端包裹，并呈外向性生长，新骨部分钙化，与宿主骨形成自然过渡。

术后24周，新生的骨痂范围增大，已经跨过骨缺损范围，新骨出现明显的钙化并与宿主骨自然连接，骨痂已经将钢板包裹到新骨内部。同时发现植入材料周围有大量的新生软骨和骨组织覆盖，其侧面已与桡骨连成一体。图6-16（b）显示植入体内部已有血管形成，血管的形成会导致其端部出现大量间充质细胞，而间充质细胞是形成新生软骨组织及骨组织的必要条件，这一现象足以证明植入材料在完全降解前就能完成骨组织和有机成分的长入以及内部血运系统的形成作用。

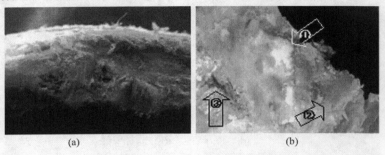

图 6 -16　术后 24 周植入体取材剖切观察

①残存的 CPC 材料；②新生软骨；③血管

（2）剖面观察及组织学染色观察

术后 1 个月，将标本逐层解剖，间隙 lmm 垂直于纵轴锯开，肉眼观察见人工骨呈灰白色，于断面与骨痂紧密结合，边缘较清晰，近似圆形，较圆滑，质地中等偏硬。同时可见大量新生软骨组织，主要位于人工骨两端。术后 12 周，将新生软骨剖开，可见内部出现彼此独立的骨化中心，呈分散的孤岛状，相互间没有移行和连接关系，这种新骨的钙化方式与传统的新骨长入模式存在较大差别，提示人工骨内部的微孔结构可能促进了新骨从不同的部位出现同时钙化（见图 6 - 17）。在去除钢板的人工骨表面有一层软组织样物质，有血管形成，其方向是从人工骨两端向中心部位走行（见图 6 - 18）。

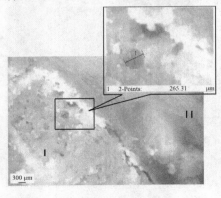

图 6-17　术后 8 周微孔结构观察（×100）

Ⅰ CPC；Ⅱ 软骨组织

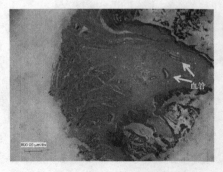

图 6-18　术后 12 周组织学图片

（H - E 染色，×100）

　　取不同时间组新骨组织标本，切片后进行 H－E 染色或改良丽春红三色染色观察，如图 6－19～图 6－28。

　　2 周骨端新生骨纵切面中（见图 6－19），显示左下红色为头部结缔组织帽（A），向右上渐变为成软骨样组织（B），右侧为不规则不成熟骨小梁结构（C），内充满炎性细胞、骨髓样组织。说明断端在材料支架结构帮助下成骨可能是软骨化成骨；原骨断端外周新生骨组织横切面中（见图 6－20），显示骨皮质外新生成骨岛，主要为不规则不成熟骨小梁结构（C），内充满炎性细胞。外层为炎性结缔组织（A），向内为类软骨样组织（B），说明可能是骨膜性成骨。

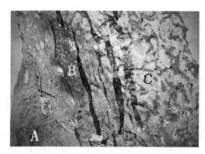

图 6－19　改良丽春红三色染色
（2 周后组织切片，×50）

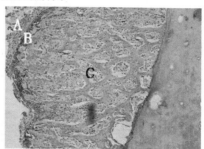

图 6－20　H－E 染色（2 周
后组织切片，×100）

　　4 周可见大量新生软骨细胞成团状分布，细胞呈现体积缩小、核浓缩的现象，并分泌大量基质样物质。从新生骨组织前端纵切面中（见图 6－21），可见软骨储备区（A）、软骨增生区（B）、软骨钙化区（C）、成骨区（D）和软骨内成骨区（E），显示出软骨化成骨过程；从新生骨组织后段纵切面（见图 6－22）中可见骨髓样组织（M）和类骨质（B）。

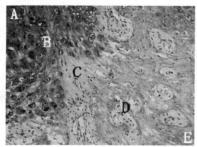

图 6－21　H-E 染色（4 周
后组织切片，×400）

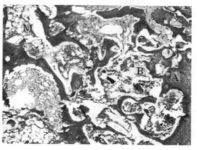

图 6－22　改良丽春红三色染色（4
周后组织切片，×100）

8 周于新生骨头端纵切面可见巢状软骨细胞团（A）、新生不规则骨小梁（B）与正常成骨位置相反，异位成骨区可能与材料结构支架作用、BMP 骨诱导作用有关（见图 6-23）。

于骨材料结合部纵切面可见软骨细胞（A）分泌软骨基质，崩解后成骨细胞（↓）分泌类骨质（B），以及大量多核巨噬细胞（C）参与（见图 6-24）。

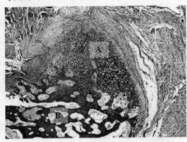
图 6-23　H-E 染色（8 周后组织切片，×100）

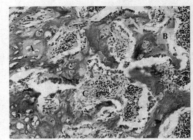
图 6-24　H-E 染色（8 周后组织切片，×200）

12 周时在新生软骨与人工骨材料交界处可见编织骨，从新生骨交界面纵切图中（见图 6-25），可见原骨截骨面（A）、较成熟新生骨（B）、不规则骨小梁（C）、软骨钙化区（D）以及软骨增生区（E），反映了较完整的成骨过程。新生骨远端纵切图中（见图 6-26），发现软骨化成骨过程中见残余材料（A）被吞噬细胞包围，外以软骨样细胞（B）包围，说明材料外周已有部分被新生骨组织所替代。由此推断成骨过程为：软骨细胞首先进入材料，内伴以吞噬细胞吞噬材料，然后软骨化成骨，新生骨细胞分泌骨基质成不规则骨小梁（C），再塑形成成熟结构骨小梁。

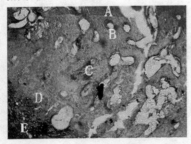
图 6-25　改良丽春红三色染色（12 后组织切片，×100，石蜡包埋）

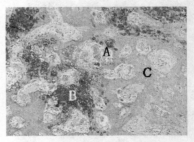
图 6-26　H-E 染色（12 周后组织切片，×50）

24周于两新骨结合处纵切面处组织切片可见结合部新生骨以编织骨（A）为主，中间为类骨质（B）（见图6-27）。于新生骨（A）、原骨端（B）结合部纵切面处可见骨膜下间充质细胞形成骨化中心，形成类骨质（C）；类骨质钙化，形成最早的细针状或薄片状原始骨组织，骨小梁彼此逐渐连接成网，形成海棉状的原始骨松质（D）（见图6-28）。

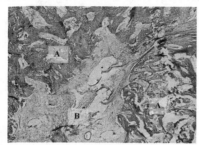

图6-27　H-E染色（24周后组织切片，×200）

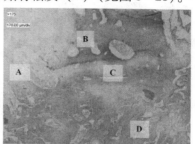

图6-28　改良丽春红三色染色（24周后组织切片，×100）

6.4.3　人工骨植入体降解情况的观察结果及分析

将标本中残存的人工骨材料取出，37℃干燥48小时，从不同位置剖开，观察断面。植入4周后，人工骨两端出现明显的降解迹象，残留材料的边缘不整齐，两端外形呈弧状，说明植入体内后材料的降解最先从两端开始。8周标本干燥后，剖面可见较大的孔隙出现，经测量，有少量直径大于500μm的微孔出现，说明预制的微孔促进了材料的降解，并导致微孔直径增大。同时可见大量从人工骨脱落下的CPC小颗粒被新生软骨和纤维组织包裹。光镜下可见新骨围绕材料颗粒生长。16周，在人工骨与宿主骨之间出现材料降解和新骨形成的过渡区域，光镜下见该区域内有大量材料颗粒和软组织相互包裹。过渡区域内的新生软骨24周时已大部分钙化，呈现小梁骨样结构，在骨组织之间仍可见到较多材料颗粒。

（1）扫描电镜观察及能谱分析

不同时间组将植入体取出后，经梯度脱水，表面喷金后进行扫描电镜观察和能谱分析。植入体内4周，材料表面仍为结晶程度较低的HA颗粒，晶体形态和结构较植入前无明显变化。8周，预制的微孔内充满新生的软组织，微孔的相互连通程度较植入前增加。在观察的视野内选定微孔，测量微孔直径，16 周时微孔直径 300～500μm，24 周微孔直径可达 500～800μm，其中部分电镜照片及能谱图如图 6－29～图 6－32 所示。

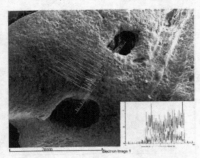

图 6－29　植入 2 周后人工骨结构
及 SEM 能谱图（Ca/P：0.805）

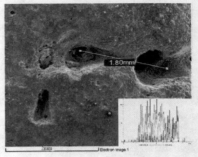

图 6－30　植入 4 周后人工骨结构
及 SEM 能谱图（Ca/P：1.052）

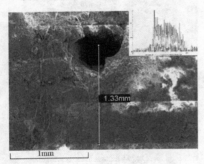

图 6－31　植入 12 周后人工骨结构
及 SEM 能谱图（Ca/P：1.185）

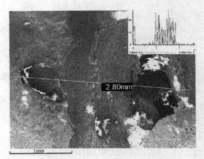

图 6－32　植入 26 周后人工骨结构
及 SEM 能谱图（Ca/P：1.913）

　　能谱分析表明，在体内经过不同时间的降解后，植入材料的元素组成变化不明显，随时间推移，C 元素含量和 Ca/P 均不断提高。12 周后，材料中碳元素含量百分比由 2 周后的 15%～19% 增加至 27%～46%，说明有机成分增加，提示有软组织长入材料内部。新生骨痂的能谱分析显示，8 周前新骨主要由碳、氢、氧等有机成分组成，仅含有微量的钙磷元素。随着时间的推移，新骨中的钙磷含量迅速增加，提示 8 周后新骨逐渐钙化，到 12 周时，植入的人工骨中心部位微孔内、外不同位置的碳、钙、磷绝对值和钙磷比均明显增大，新骨中 Ca/P 为 1.185，已十分接近犬桡骨的正常值 1.15，表明有机质随时间推移不断增加。所测得的不同植入时间人工骨钙磷比和碳含量的对应变化曲线如图 6－33、图 6－34 所示。

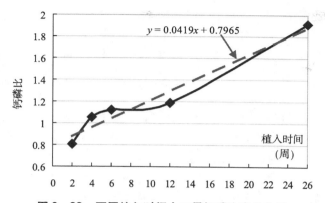

图6-33　不同植入时间人工骨钙磷比变化曲线

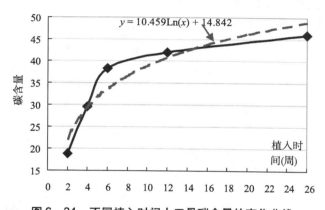

图6-34　不同植入时间人工骨碳含量的变化曲线

　　为形象描述不同植入时间人工骨成骨的变化趋势，将所测得的数据散点绘制成曲线并进行回归分析，分别描述如下：

　　①将植入体钙磷比对植入时间的曲线进行直线回归分析，得到直线方程（图6-35中所示虚线）：

$$Ca/P = 0.0419x + 0.7965$$

　　由所测结果可以看出，人工骨植入体中的钙、磷元素参与体内代谢较为稳定，钙磷比的变化基本呈连续线性增长，说明植入体在自身降解的同时为新骨的生长和替代提供了支架作用，周围的骨质只有在其降解后留下新的空间的同时，才能产生新的组织来进行填充替代，因此表现出钙磷比随材料降解而呈线性增大的趋势。

　　②将植入体碳含量对植入时间的曲线进行曲线回归分析，得到方程

（图 6 - 36 中所示虚线）：

$$C\% = 10.459Ln\ (x) + 14.842$$

C 含量的变化能够间接地反映植入体内部有机物的变化趋势和骨组织的形成。从图中可知 C 的含量呈加速增长趋势，符合对数曲线的递增规律。

由以上两图结果综合分析成骨机理，可以说明在植入初期人工骨降解形式主要是以简单溶解为主，其中 BMP 的释放主要是材料表面和表层 BMP 的迅速释放，速度较快，因此在体内环境下激发诱导成骨的作用比较突出，具体体现在 C 元素含量和 Ca/P 的迅速增长；随后处于一个相对的平台期，可以推断是由于植入体表层的 BMP 已经不多，而深处的 BMP 还没有被释放出来造成的，但成骨作用和材料降解仍然在不断进行；至 6 周后发生了植入体表面和中芯部位降解速度不同步现象，考虑可能是由于植入体边缘部位已被新生骨组织所包裹，而深处的 BMP 通过材料不断降解所形成的较大尺寸且相互导通的微管结构后才被逐渐释放出来，从而呈现出典型多孔缓释载体释放行为。

（2）成骨过程中新生骨组织含量的测定

为了对成骨情况进行定性分析，通过对一组连续的组织切片进行新骨区域面积测定，来借以说明人工骨植入体不同部位的活化程度。具体是利用 OSIRIS 通用医学图像处理与分析软件，通过新骨颜色的阈值选择来选取出相同颜色容差的区域单元（如图6 - 35中定义新骨为粉红色），再利用 ImageJ 图像处理软件（美国国家卫生研究所，National Institutes of Health，USA）进行分析，通过二值化、图像分割等方法进行处理，最终计算出选定区域所占的面积。

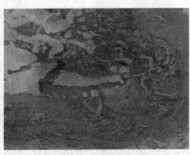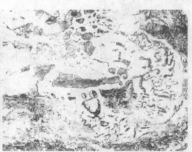

(a)原始组织切片　　　　　　　　　(b)进行新骨阈值区域选择

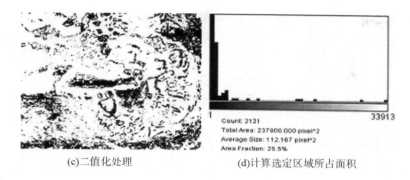

(c)二值化处理　　　　　　　　(d)计算选定区域所占面积

图6－35　植入体新骨区域面积测定

　　按照该方法，将植入 12 周后取材得到的人工骨组织切片进行新骨区域面积的测定，并按照取材的不同位置进行分组标定，最终得到数据绘制曲线如图 6－36 所示。

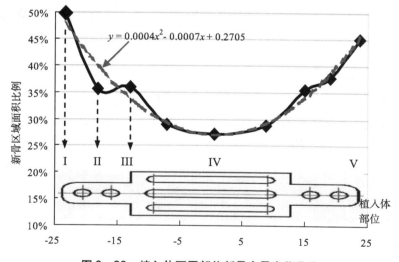

图6－36　植入体不同部位新骨含量变化曲线

　　将此新骨含量的变化曲线进行回归分析，得到二次曲线方程（图6－36中所示虚线）：

$$N_b\% = 0.0004x^2 - 0.0007x + 0.2705$$

式中 $N_b\%$ 代表新骨含量，根据所测结果可以得出以下结论：

①区域Ⅰ、Ⅴ

此处为人工骨植入体的最远端，其新骨含量最为突出。考虑是由于可降解活性材料与硬组织的结合部位附近区域存在有一种持续、缓慢的变化过程，而在向植入体不断长入的新骨中逐渐形成许多穿通管，降解的材料可以通过穿通管向外排出，从而不影响局部的骨生长和骨重建。由于端部有机成分含量高，周围组织中的细胞活动频繁，更具备成骨及材料循环代谢的条件，同时由于植入体能刺激骨形成并能较快地被骨组织替代，而两端处散在的颗粒状残余材料能保持更长时间的刺激骨形成作用，因此出现上述现象。

②区域Ⅱ~Ⅲ

区域Ⅱ~Ⅲ段中没有继续原曲线的单调下降，而是呈现出一个相对平缓的趋势，考虑可能是由于人工骨与机体之间的结合强度下降，轴向持续力的作用有利于对人工骨形成骨传导，从而刺激了新骨形成。

③区域Ⅲ

对于任何一种硬组织修复材料来说，与机体组织的结合方式或者说界面情况至关重要。人工骨植入体断端与自然骨相接触的部位，由于与骨髓腔直接相通连，而骨髓基质中除了能自身生长成骨的定向分化骨祖细胞（DOPC）以外，还有一种只有在生长因子的作用下才能分化并成骨的诱导分化骨祖细胞（IOPC），因此所复合的 BMP 可以作用于植入局部及附近的 IOPC，诱导其分化增殖，在骨质的适宜微环境中，不断生成新骨组织；同时新骨组织的快速生成、局部组织代谢增强和微环境变化又加快了植入体材料的降解，因而出现就植入体整体而言，该处的有机成分含量最高。

从残留的人工骨植入体界面形状来看，其表面出现明显的受侵蚀痕迹，而与自体骨相接触的两端部呈现出较大的凹坑，表明材料降解作用是以"由表面→内部，由端部→中心"的形式进行推移的，这也正是新骨长入的机理。

④区域Ⅳ

由于在植入体中部 BMP 释放的滞后以及 BMP 在肌肉内缓释而形成的局部浓度可能不足以诱导肌肉内异位成骨等因素作用，导致了有机成分含量的减少。

综合以上分析可以得出以下规律性结论：

在机体再生能力正常的情况下，具备三维微管支架结构并复合有 BMP 的人工骨表现出一种等同于机体骨质生长速度的缓慢降解行为，其遗留下的空间逐步被骨质充填。周围的新骨生长不但能够紧随材料的降解，并始终与材料保持紧密的结合，同时周围组织增殖活性和再生能力的增强又能加速局部的代谢速度和液体交换，反过来对 CPC 的降解产生促进作用。

（3）植入体孔隙率测定

不同时期植入体孔隙率的变化规律能够较真实地反映人工骨的降解情况。由于植入体整体体积较大而且孔隙较多，因此实验中采用按照取出植入体的不同部位，分边缘和中芯两方面来分别进行孔隙率的测试，以使测定和分析结果科学、有效。按照第五章5.3.3 中所述浸润法来进行孔隙率的测定，相应的变化曲线如图 6 - 37 所示。

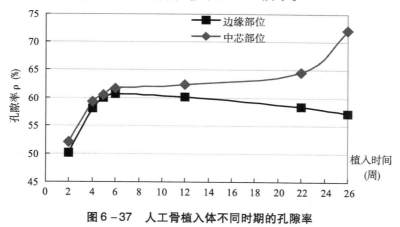

图 6 - 37 人工骨植入体不同时期的孔隙率

根据以上对孔隙率的测量结果，可分为三个时间阶段来分别进行描述：

①植入初期（2~5 周）

植入体的中芯和边缘部位的孔隙率大致相同且均为明显的上升趋势，可推断出此阶段植入体的降解形式主要是溶解，细小的 CPC 颗粒从植入体的各个部位首先被体内组织液冲刷下来，并随植入体的溶解产物——羟基磷灰石一起被组织液带走；同时也证明了人工骨微孔结构良好的导通性。

②中期（5~6 周）

材料孔隙率基本上没有变化，说明前一阶段的溶解过程已经基本结束，而材料的降解过程显得较为缓慢，考虑可能是由于微孔结构尺寸较小使得新生组织难以迅速长入；植入体周围组织中的细胞活动虽然能够起到加速材料降解的作用，但与此同时成骨细胞不断充填入各微孔之中，使得两种作用基本平衡，因此材料孔隙率变化不大。

③后期（6～24 周）

植入体边缘部位的孔隙率发生持续降低，说明材料降解所形成的孔洞被新生组织所填充，有机成分不断向内长入，这一点可由取材过程中发现大量软骨组织及骨痂、新骨的形成而得以证明；而此时间段植入体中芯部位孔隙率仍然继续增大，考虑可能是由于芯部材料与体液接触相对较少，因而使得降解和成骨规律发生变化所造成的。具体是在体内各种因素的作用下，CPC 内部发生重结晶，微孔结构管道相互连通，内部的 BMP 被不断地释放出来，使得植入体中芯部位材料持续缓慢降解，而此时组织液、营养物等有机成分供给速度相对缓慢，无法及时发生成骨作用来弥补降解所形成的空缺，从而造成孔隙率的持续上升。至 12 周后其孔隙率又呈明显增大趋势是由于中芯部位材料产生大块崩解所致，这主要是由于桡骨纵向的体液循环主要是从管道中央通过，因此造成对植入体中芯部位的持续冲蚀所致。

从以上降解规律可以推测出，产生边缘—中芯降解速度分离可能的原因并不是由于植入体内部结构变化差异所造成的，而是其他多种因素共同作用的结果，其中包括：

①植入初期材料表面降解物较中芯部位容易溶出，使得中芯部位的羟基浓度增高，从而催化酯键的继续分裂，为下一阶段的持续降解储备条件。

②植入体一方面产生游离的颗粒外排、溶解或被机体巨噬细胞等所吞噬，另一方面又通过不断地重结晶进行重组微结构，以保持其动态而稳固的力学结构，因此造成了植入体边缘部位优先降解，而又将重结晶沉积至中芯部位的降解不同步现象。

③植入体表面材料的大块崩解总是伴随着周围软组织的包绕和软骨的形成，而内部由于微孔尺寸较小，外部组织难以长入，从而无法在微孔洞内形成新的骨组织，直到孔洞变大到有机质可以顺利渗入及组织液正常流动的程度时，间充质细胞、成骨细胞等才开始在内部形成，因此造成了降解规律的差异。

6.4.4　动物实验结论

通过动物实验的结果可以总结概括出以下几点结论：

①人工骨植入体内后有较强的成骨能力，在骨缺损修复的过程中，骨诱导和骨传导机制均发挥了重要作用。在新骨形成的启动阶段，复合在人工骨内部的 BMP 发挥了理想的骨诱导作用，因此组织学观察到大量软骨细胞成分出现，说明长骨的骨缺损修复是以软骨化成骨为主要途径。同时还发现以下规律：植入体初期骨端的骨传导形成作用不如后期效果好。分析主要是由于植入初期人工骨承力效果不理想所造成的，而后期新骨和有机成分的长入对人工骨强度起到了加强作用，骨传导效应明显，且缺损愈合加快。

②不同时期人工骨植入体两断端的骨传导作用和降解速度远大于中间部位，而其中芯部位的降解滞后于边缘部位。分析植入体端部优先降解主要是由于骨断端与自然骨接壤，两者之间力的作用有利于对人工骨形成骨传导，刺激新骨形成。植入体不同部位降解速率的不同步与桡骨纵向的循环系统对植入体管道中央的浸泡和冲蚀作用以及 CPC 材料本身体内降解机理现象有关。

③植入体内部的三维微孔结构在植入后有力地加快了 CPC 的降解速度，这一结果可以通过网架结构周围软骨化成骨的程度大于植入体中无网架结构的部位来得以证明。而且随着软骨的大量增殖和材料的降解，人工骨内部预制的互联微孔结构发挥了重要作用，主要表现在：

a. 互连微孔对 BMP 的释放起到了理想的控释作用，不仅在植入体内的初期阶段使 BMP 有一个快速释放过程，同时还使 BMP 的缓慢释放持续时间延长并伴随新骨形成整个阶段，表现出较明显的多孔缓释载体释放行为。

b. 互连微孔结构为骨细胞长入和体液等营养物质进入人工骨内部提供了良好的空间条件，充分促进了骨传导作用。组织学观察发现，植入体内 8 周后，在新生的软骨内部出现了相互独立的骨化中心，这一成骨模式与传统的新骨由周围向材料内部逐渐推进的模式存在很大的差别，可以使新骨从周围向内部生长的同时，在人工骨内部出现许多新骨发生中心，这有可能大大加快新骨形成的速度。其具体机制和作用仍需进一步深入研究。

　　c. 互连微孔结构促进了人工骨的降解。由于体液的迅速渗入，人工骨材料在植入体内的初期就开始了以化学溶解为途径的降解过程。并且由于微孔之间的相互导通，体液并不是以静止状态存在于人工骨内部，而是不断循环流动的，这将有利于人工骨与机体的物质交换，并进一步促进材料的降解。

第七章 基于仿生 CAD 建模和熔铸负型法的人工骨支架 RP 制备工艺

第六章介绍了通过 DS 材料制备人工骨负型支架的方法，本章向读者介绍另一个通过烧结铸件负型的方法来制备人工骨的工艺。

7.1 生物活性骨支架制备工艺指标

在仿生 CAD 模型建立的基础上，在制备生物活性骨支架时还应该满足以下指标：

（1）保证整体强度的前提下，要有尽可能大的孔隙率

孔隙率与孔隙表面积密切相关。大的孔隙表面积可以促进可降解人工骨材料的降解，使新生骨和人工骨接触紧密，提高了材料在骨内的稳定性，从而使植入体早期固位于受植床，促进骨组织的修复，提高手术成功率。同时，孔隙表面积也是人工骨弹性模量的敏感参数。孔隙表面积越大，人工骨弹性模量越大。

以成人股骨为研究对象，经过切片、电镜放大拍照、图像处理，统计得出了成人股骨中哈佛管和浮克曼管占总体积的 10% ~ 15%，哈佛管与浮克曼管的比例约为 1:1。

孔隙率与孔隙表面积的关系可以推导如下：

$$S = S_h + S_f = 2\pi R_h N_h l_h + 2\pi R_f N_f l_f \qquad (7-1)$$

式中 S 为人工骨中孔隙表面积，S_h 为哈佛管的表面积，S_f 为浮克曼管的表面积，R_h 为哈佛管的平均半径，N_h 为骨单位（哈佛氏系统）的数量，即哈佛管的数量，l_h 为哈佛管的平均长度，R_f 为浮克曼管的平均半径，N_f 为浮克曼管的数量，l_f 为浮克曼管的平均长度。

由以上统计可知，成年人的股骨中哈佛管与浮克曼管的比例约为 1:1。所以可以近似认为：

$$N_f \approx N_h \qquad (7-2)$$

因此，式（7-1）可写为：

$$S = 2\pi N_h(R_h l_h + R_f l_f) \qquad (7-3)$$

哈佛管的数量（浮克曼管的数量）可表示为：

$$N_f = \frac{S}{2\pi(R_h l_h + R_f l_f)} \qquad (7-4)$$

孔隙率可以表示为：

$$\tau = \frac{V_k}{V} = \frac{V_k}{\int_0^H S(h)\,\mathrm{d}h} \qquad (7-5)$$

式中 τ 为需要达到的孔隙率，V_k 为人工骨中哈佛管和浮克曼管所占的体积，V 为人工骨的总体积，H 为沿着哈佛管的伸展方向人工骨的总高，$S(h)$ 为高度为 h 时的人工骨横截面的面积。

$$V_k = N_f \pi R_f^2 l_f + N_h \pi R_h^2 l_h \qquad (7-6)$$

将式（7-2）、式（7-6）代入式（7-5），得

$$\tau = \frac{N_h \pi(R_f^2 l_f + R_h^2 l_h)}{\int_0^H S(h)\,\mathrm{d}h} \qquad (7-7)$$

于是哈佛管的数量（浮克曼管的数量）又可表示为：

$$N_h = \frac{\tau \int_0^H S(h)\,\mathrm{d}h}{\pi(R_f^2 l_f + R_h^2 l_h)} \qquad (7-8)$$

由式（7-4）和式（7-8），得：

$$N_h = \frac{\tau \int_0^H S(h)\,\mathrm{d}h}{\pi(R_f^2 l_f + R_h^2 l_h)} = \frac{S}{2\pi(R_h l_h + R_f l_f)} \qquad (7-9)$$

$$S = \frac{2(R_h l_h + R_f l_f)\int_0^H S(h)\,\mathrm{d}h}{(R_f^2 l_f + R_h^2 l_h)}\tau \qquad (7-10)$$

由式（7-10）可见，当人工骨体积一定，哈佛管和浮克曼管的平均半径和平均长度一定时，孔隙率与孔隙表面积成正比。因此，在具体的人工骨制造中只要控制孔隙率，就可保证一定的孔隙表面积。

（2）尽可能大的导通率

人工骨中血管能否长入及长入速度是影响人工骨活化程度的关键因素。血管长入带来成骨所需的各种因子、间充质细胞及骨生长所需的其他营养物质。如何保证人工骨的导通率一直是用发泡法等工艺无法解决

的难题。而基于 RP 技术的人工生物活性骨制造方法根据快速成型的层制造原理，可以通过合理设计 CAD 模型使内部孔洞的导通率达到 100%。

（3）合适的孔径

人工骨内部微细孔道的直径是影响血管长入人工骨速度的又一因素。有研究表明，多孔人工骨材料的成骨效果明显高于致密材料，孔隙的大小对植入骨的成骨作用有显著影响。医学研究表明，人体的骨骼中哈佛管的直径平均为 $300\mu m$，浮克曼管平均直径约为 $200\mu m$，而至少 $100\mu m$ 的孔隙才可以使新骨长入。

在本书所介绍的人工生物活性骨制备工艺中，微孔大小可以通过调节网架成型丝材线宽来加以控制。根据仿生学理论和实验经验，通常选择哈佛管的平均直径为 $300\sim500\mu m$、浮克曼管平均直径为 $200\sim300\mu m$ 来进行制作。同时，在三维网架结构制作过程中，各工艺参数之间的匹配关系与理论分析结果相符，成型出的成型线宽和网架分布不仅保证了工艺的稳定性，而且能够较好地满足骨组织工程对支架结构孔径的要求。

（4）合理的孔隙分布

人体不同部位的骨骼内部孔洞的分布也是不同的。以人体股骨为例，在股骨中段，其受力基本是均匀的。作骨骼切片可以统计出，哈佛管基本为均匀分布。因此，为简化起见，在人工骨制备中将其抽象为均匀分布。

7.2　支架结构设计及其负型 SL 制造

本章介绍定制化人工骨的快速制造方法——以"RP + QC"为核心的制作工艺，体现出基于快速成型的快速铸造工艺在定制化人工骨制备中的优越性。应指出，快速成型用于定制化人工骨的制造，并不是为了彻底取代已有的传统技术，而是为定制化人工骨提供一种新的更加有效的制造手段。

7.2.1　支架设计准则

理想的骨组织工程支架不但要具备良好的生物相容性和可降解性，

而且还要具备合理的三维空间结构，主要包括支架内部微孔或微管道的尺寸、形状、空间走向、分支、分布以及相互连通性。因为支架内部三维空间结构不但会影响细胞的生存、生长、增殖和重组，而且还会影响细胞在内部的空间分布以及新骨的形成。由于人工骨支架内部三维空间结构对其机械性能和生物功能的影响都十分重大，同时借鉴前人在该方面的成功经验和一些支架内部微孔或微管道的形状尺寸，故按以下准则进行人工骨支架内部三维空间结构设计：①在保证其拥有足够机械强度的前提条件下，使人工骨支架的孔隙率尽可能大；②所设计的微管道在人工骨内部分布尽可能均匀，所有微管道之间尽可能相互连通；③微管道截面形状为圆柱形和矩形，其尺寸为：$200 \sim 600\,\mu m$；④能够促使细胞/组织通过微管道顺利进入人工骨内部各个位置，并在这些部位贴附生长、增殖和分化；⑤能够促使体液或培养液通过微管道把氧气和营养物质连续不断地输送给贴附在每个位置的细胞，同时排出细胞代谢物。

7.2.2 支架三维空间结构设计

将计算机辅助设计（CAD）技术应用于人工骨支架的设计构造，不但能使支架的三维空间结构在设计阶段就可以可视化展现出来，而且还可以方便快捷地更改设计结构，更重要的是可以将所设计的支架 CAD 数据直接与快速成型设备相结合，实现对支架从设计到制造过程的精确控制，使相同结构支架的制造具有可重复性。选用商业化 CAD 设计软件 Unigraphics 18.0 作为设计工具，按照上述设计准则，将人工骨支架内部微管道的截面形状分别设计成圆形和矩形两种，并且使这些微管道在支架内部的分布尽量均匀，使所有微管道之间都直接或间接相互连通。本研究设计了如下几种负型结构。

第一种微管道负型结构是正交形，先设计出正交负型结构单元体，如图 7-1 所示，x 方向和 y 方向分别是两个相互正交的长方体，设计尺寸分别是：宽度 $Bx = 200\,\mu m$，$By = 200\,\mu m$，高度 $Hx = 200\,\mu m$，$Hy = 200\,\mu m$；z 方向是一个圆柱体，设计尺寸是：$D = 500\,\mu m$。圆柱体通过这两个长方体的交点，从而使将来所要形成的微管道相互连通。

将所设计的单元体分别在 x、y 和 z 方向进行阵列，得到一个三维空间网架结构体，再设计一个圆柱体与所形成的网架结构体进行布尔运算（相交），即可得到支架 I 的内部微管道负型结构，如图 7-2（a）

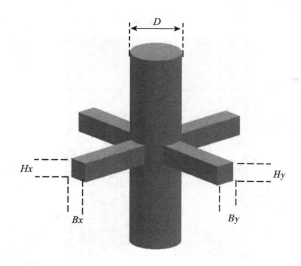

图 7 -1　正交结构单元体 CAD 模型

所示，然后再将支架 I 的负型结构与同样一个圆柱体进行布尔相减，即可得到所设计的人工骨支架 CAD 三维实体模型，如图 7 - 2（b）所示。支架 I 的外形为圆柱体，直径 14.5 mm，高 11.2 mm；支架内部微管道结构是正交形，详细描述如下：$x - y$ 平面内是 $200\mu m \times 200\mu m$ 的矩形通道，在平面内相互正交，共 5 层，每层相距 1.8 mm；z 方向是直径为 $500\mu m$ 的圆柱形通道，从支架顶端一直贯串到底部，且与每层的正交结构微管道都相互连通。这些微管道所产生的孔隙率为 23.8%。最后对人工骨支架 I 的内部微管道负型结构添加外形轮廓，得到相应的支架负型（即模具）CAD 模型，如图 7 - 2（c）所示。

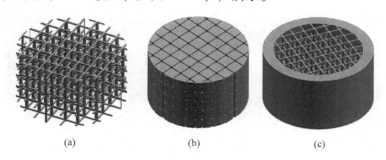

(a)　　　　　　　　(b)　　　　　　　　(c)

图 7 -2　支架 I 的 CAD 模型

第二种微管道负型结构是轮辐型，其单元体 CAD 模型如图7－3所示，x 方向是一个长方体，设计尺寸是：宽度 $Bx = 200\mu m$，高度 $Hx = 200\mu m$；y 方向的设计尺寸是：宽度 $By = 500\mu m$，高度 $Hy = 200\mu m$，z 方向是一个圆柱体，设计尺寸是：$D = 500\mu m$。

与设计支架Ⅰ所采用的方法相同，通过阵列和一系列的布尔运算，分别设计出支架Ⅱ的微管道负型（见图7－4（a））和支架Ⅱ的三维 CAD 实体模型，如图7－4（b）所示，外形为圆柱体，直径14.5 mm，高11.2 mm；内部微管道结构是：$x－y$ 平面内是 $200\mu m \times 200\mu m$ 的矩形通道，从支架中心沿径向延伸到外表面；z 方向是直径为 $500\mu m$ 的圆柱形通道从支架顶端一直贯串到底部，而且这些圆柱形通道在 $x－y$ 平面内有环形通道将其连

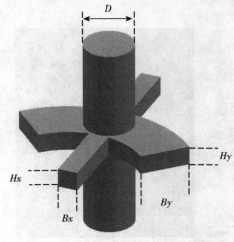

图7－3　轮辐型结构单元体 CAD 模型

通，环形通道的截面形状为矩形，其尺寸设计为 $200\mu m \times 500\mu m$，$x－y$ 平面内的微管道在支架内部共有 5 层，每层相距 1.8mm。这些微管道所产生的孔隙率为 26.5%。相应的支架模具 CAD 模型如图 7－4（c）所示。

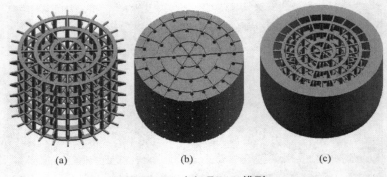

(a)　　　　　　　　(b)　　　　　　　　(c)

图7－4　支架Ⅱ CAD 模型

按照设计支架Ⅰ和支架Ⅱ的方法设计支架Ⅲ，但是支架Ⅲ的结构尺寸有所改变，外形仍然为圆柱体，直径 14.5mm，高 20.2mm，增大支架内部部分微管道尺寸，其内部结构详细特征为：每层都类似蜘蛛网结构，截面形状为 $400 \times 400 \mu m$ 和 $300 \times 400 \mu m$ 的矩形，层与层之间相距 1.5 mm，由 49 根直径为 $500 \mu m$ 的圆柱连接贯通。这些微管道所产生的孔隙率为 31.2%。用于构造内部微管道结构的网架 CAD 模型如图 7－5（a）所示，相应的人工骨支架三维 CAD 实体模型如图 7－5（b）所示。构造外形特征，形成人工骨支架模具，其 CAD 模型如图 7－5（c）所示。

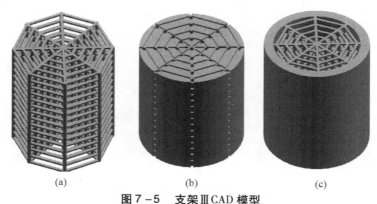

(a)   (b)   (c)

图 7－5 支架Ⅲ CAD 模型

设计一种带有骨髓腔的人工骨支架Ⅳ，支架外形仍然为圆柱体，直径 14.5mm，高 22.6mm，其三维空间结构与支架Ⅱ相像，但是在支架的中心部位设计了一个直径为 4.5mm 的通孔作为骨髓腔。具体的设计方法和步骤与上述各种支架的设计均相同，由所设计的微管道产生的孔隙率为 36.5%。最终得到的这种带有骨髓腔的支架 CAD 模型如图 7－6（a）所示。经过布尔运算，并添加相应的外形轮廓获得支架模具结构，如图 7－6（b）所示。设计这种带有骨髓腔的大尺寸支架的主要目的在于：①模拟自然骨长骨部位结构，用于修复该部位的大段骨缺损；②在体外培养时，可以应用贯注的方法将细胞接种到支架内部所有微管道中，并且将培养液不断输送给支架微管道内的细胞，以维持细胞的生命力，使其增殖、分化，形成血管和新骨。或进行体内移植时，细胞可以随着骨髓或是体液进入到支架微管道内，并在体内微循环的作用下获得足够的营养，从而进一步增殖、分化，形成新的血管和骨骼。

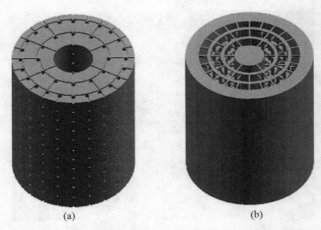

(a)   (b)

图 7 −6   具有骨髓腔的大尺寸支架 CAD 模型Ⅳ

所设计的支架结构和设计孔隙率详见表 7 − 1。设计完成后，将所设计的这几种支架负型模具的 CAD 实体数据转换成三角面片（STL）数据格式存储，在进行数据格式转换时，将两个控制精度 Triangle Tol 和 Adjacency Tol 均设定为最高即 0. 0025。存储为 STL 数据文件后，就可以将其输入到快速成型设备的预处理系统，进行分层切片处理。

表 7 −1   支架结构与微管道特征参数

支架结构	外形尺寸		设计孔隙率
	高（mm）	直径（mm）	（%）
Ⅰ	11. 2	14. 5	23. 8
Ⅱ	11. 2	14. 5	26. 5
Ⅲ	20. 2	14. 5	31. 2
Ⅳ	22. 6	14. 5	36. 5

7.3　支架负型 SL 制造

在利用立体光固化（SL）法制造支架负型模具之前，必须先对以 STL 数据格式存储的文件进行分层切片处理，所用软件为 RPData 软件，将 STL 数据导入 RPData 软件之后，先对模型进行分层切片处理，将模型分割成若干层薄片，每层高度均为 0.2mm，分层后要检查每层轮廓线是否闭合，对于没有闭合的轮廓线可以使用轮廓编辑器来每层查找，并编辑使其闭合。轮廓编辑完成后，对导入的模型添加支撑，本研究选择人工添加的方法。然后进行多模型摆放，摆放模型为 3 行 4 列，共 12 件，每个模型相距 5mm。待这一系列前处理工作完成后，开始进行立体光固化快速成型制造，所用立体光固化快速成型设备为西安交通大学先进制造技术研究所自行开发的 SPS600 型，该型号立体光固化快速成型设备的精度可达 ±0.1mm，所用光敏树脂是进口的，型号为 DSM SOMOS 14120，制造过程相关控制参数见表 7-2 所示。

表 7-2　制造过程相关控制参数

激光光源	固体激光器（355nm 波长）
光斑直径（mm）	0.2
激光功率（kW）	6
分层厚度（mm）	0.10
填充扫描速度（mm/s）	5000
填充向量间距（mm）	0.10
支撑扫描速度（mm/s）	2000
跳跨速度（mm/s）	8000
轮廓扫描速度（mm/s）	3000
补偿直径（mm）	0.12
工作台升降速度（mm/s）	4.00
点支撑扫描时间（ms）	0.50
纹结构扫描时间（ms）	0.50

　　利用立体光固化成型工艺，得到上述各种结构支架负型树脂原型。将其从树脂槽中取出，此时须对刚刚固化成型的支架负型树脂原型进行后处理，首先去除掉制造时添加的辅助支撑，再用浓度为 95% 的工业酒精进行清洗，去除掉残留在支架负型中尚未固化的液态树脂，吹干后使用紫外线灯对支架负型进行二次固化，4 小时后取出。各种结构的支架负型树脂原型如图 7－7 所示，这些原型即可应用于生物材料的填充烧结。

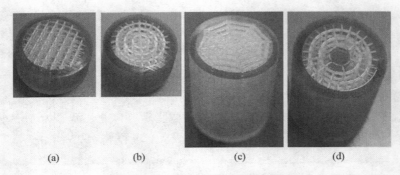

　　　(a)　　　　　　(b)　　　　　　　(c)　　　　　　　(d)

图 7－7　支架负型模具树脂原型

7.4　支架负型树脂原型显微镜观察

　　为获得这些支架负型树脂原型的实际结构尺寸及其与设计尺寸之间的误差，在光学显微镜下观测用于构造人工骨内部微管道的树脂网架。25 倍放大后，支架负型树脂原型整体基本可展现在视野内，实际测量时将每个局部都放大到 100 倍进行观测，然后对测量结果进行统计分析。

　　正交结构支架负型树脂原型的详细测量结果见表 7－3，对其进行统计分析，最终结果如下：x 方向树脂丝架的尺寸为（$200 \pm 80 \mu m$）×（$200 \pm 80 \mu m$），y 方向树脂丝架的尺寸为（$200 \pm 80 \mu m$）×（$200 \pm 80 \mu m$），用于连接贯通各层网架的圆柱形丝架直径为 $500 \pm 60 \mu m$。显微镜观测结果如图 7－8 所示。

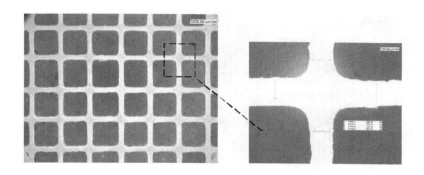

图 7－8　正交结构支架负型树脂原型光学显微镜观测

表 7－3　正交结构树脂负型显微系统测量结果

序号	x 方向（宽×高）μm	y 方向（宽×高）μm	z 方向（直径）μm
1	209. 38 ×186. 36	254. 68 ×226. 51	548. 92
2	216. 73 ×226. 17	228. 72 ×257. 14	543. 66
3	219. 18 ×253. 73	276. 33 ×213. 77	508. 23
4	222. 85 ×188. 81	220. 06 ×188. 65	481. 47
5	251. 16 ×228. 57	270. 66 ×254. 38	487. 65
6	229. 31 ×266. 48	211. 40 ×182. 24	523. 12
7	277. 02 ×235. 12	193. 28 ×205. 23	512. 87
8	236. 65 ×238. 76	228. 69 ×237. 57	536. 65
9	181. 92 ×216. 43	241. 69 ×224. 91	542. 73
10	256. 23 ×248. 85	263. 36 ×258. 32	522. 27

　　轮辐形结构支架负型树脂原型的详细测量结果见表 7－4，对其进行统计分析，最终结果如下：径向树脂丝架的尺寸为（200 ±80μm）×（200 ±80μm），周向圆环形树脂丝架的尺寸为（200 ±80μm）×（500 ±60μm），用于连接贯通各层网架的圆柱形丝架直径为 500 ±60μm。测量时的显微图片如图 7－9 所示。

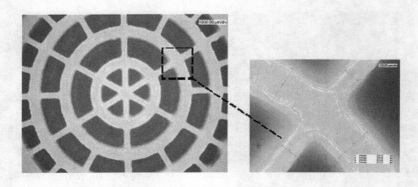

图 7-9　轮辐形结构支架负型树脂原型显微镜观测

表 7-4　轮辐形结构树脂负型显微系统测量结果

序号	径向树脂丝架 （宽×高）μm	周向树脂丝架 （宽×高）μm	z 方向（直径）μm
1	247. 13 × 221. 39	214. 32 × 521. 64	537. 47
2	203. 44 × 217. 52	234. 53 × 551. 04	526. 43
3	238. 37 × 225. 72	217. 35 × 515. 82	521. 33
4	184. 76 × 183. 59	241. 16 × 558. 34	556. 61
5	247. 62 × 231. 26	244. 82 × 534. 07	525. 41
6	233. 21 × 218. 29	226. 67 × 522. 54	484. 58
7	235. 45 × 216. 67	206. 37 × 512. 72	520. 16
8	264. 68 × 252. 39	231. 49 × 546. 17	488. 32
9	201. 85 × 179. 73	227. 72 × 538. 39	549. 75
10	237. 44 × 254. 78	268. 77 × 552. 06	530. 18

　　蜘蛛网结构支架负型树脂原型的详细测量结果见表 7-5，对其进行统计分析，最终结果如下：截面尺寸分别是（400μm ± 50μm） ×（400μm ±50μm） 和（300μm ±80μm） ×（400μm ±50μm）。用于连接贯通各层网架的圆柱形丝架直径为 500μm ± 60μm。测量结果如图 7-10所示。

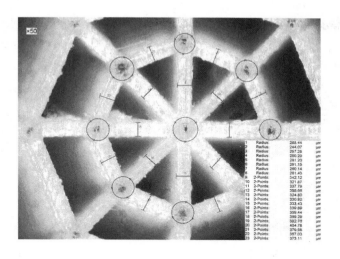

图 7 -10　蜘蛛网结构支架负型树脂原型显微镜观测

表 7 -5　蜘蛛网结构树脂负型显微系统测量结果

序号	x 方向（宽×高）μm	y 方向（宽×高）μm	z 方向（直径）μm
1	447.62 ×451.21	417.34 ×343.52	537.06
2	422.35 ×435.46	436.54 ×357.21	522.78
3	402.31 ×411.07	409.67 ×315.20	517.43
4	393.67 ×401.65	421.38 ×332.76	542.64
5	455.91 ×438.64	448.72 ×362.08	533.28
6	405.87 ×413.35	427.78 ×345.26	513.46
7	436.84 ×427.54	451.29 ×374.34	492.37
8	428.79 ×432.09	428.78 ×347.45	523.54
9	425.57 ×436.74	386.53 ×301.54	516.79
10	451.21 ×446.85	421.54 ×317.78	523.61

从测量统计结果中可以看出，所构造的这些树脂丝架精度均在 SPS600 型激光快速成型机的成型精度范围内（±100μm）。与最终所需支架内部微管道尺寸（200～600μm）接近，因此符合有利于细胞/组织长入和存活的要求。

7.5 生物材料填充烧结工艺

在骨组织工程中，支架材料的选择是关键。它不仅影响细胞的生物学行为和培养效率，而且决定着移植后能否与机体很好地适应、结合和修复。理想的骨组织工程支架材料应满足以下要求：①具有良好的生物相容性，在体外培养时无细胞毒性，植入体内时不会引起机体炎症和排斥反应。②具有三维立体空间结构，必须是高度相互连通的多孔状，并具有很大的内表面积，这样既有利于细胞的植入、黏附，又有利于细胞营养成分的进入和代谢产物的排出。③具有良好的表面活性，能促进细胞的黏附并为细胞在表面的增殖提供良好的微环境。④具有生物可降解性，支架在组织形成过程中应逐渐降解，并且不影响新生成组织的结构和功能。⑤具有可塑性，可被加工成所需要的形状并具有一定的机械强度，在植入体内后的一定时间内仍可保持其形状，并使新形成的组织具有符合设计的外形。

目前在骨组织工程支架构造中应用比较广泛的生物材料主要为有机高分子材料、无机材料和有机—无机复合材料。其中有机高分子材料主要包括聚乳酸（PLA）及其三种异构体（PDLA、PLLA、PDLLA）、聚羟基乙酸（PGA）、聚原酸酯（POE）、聚己内酯（PCL）、聚羟基丁酸酯（PHB）以及它们的共聚物。这些材料虽然具有良好的骨传导特性、生物相容性和可降解性。但在应用过程中发现不少缺点：①亲水性差，细胞吸附力弱。②引起无菌性炎症反应。③机械强度不足。更严重的是这些有机高分子材料都具有热不稳定性，不适合本书所采用的支架构造方法。无机材料中应用最广泛的，也是被认为最适合作为骨组织工程支架的材料是自固化磷酸钙（Calcium Phosphate Cements，CPCs）骨水泥和 β - 磷酸三钙（Tricalcium Phosphate，TCP）。

TCP 存在 β 型（低温型）和 α 型（高温型）两个变体，β - TCP 为六方晶系的晶体，α - TCP 为单斜晶系的晶体，其结晶度和机械强度比较高，但其生物学活性不及 β - TCP，所以骨替代物材料研究领域以 β - TCP为主。β - TCP 是生物降解和生物吸收型磷酸钙生物活性陶瓷材料，具有良好的生物相容性和骨诱导能力，当其植入人体后能在体内降解，降解下来的 Ca、P 进入活体循环系统形成新生骨，因此它是理想的生物硬组织替代材料，同时也是研制新一代具有高诱导成骨能力的复合人工骨或杂化人工骨的基础，是目前生物医学工程和材料科学工作者研究的重点领域之一。

自从 20 世纪 70 年代 β－TCP 开始作为生物材料以来，随着研究的深入，各种形式的 β－TCP 材料已在临床医学中展现了优良的性能，并得到了广泛应用，如用作骨移植、骨填充和药物载体等。目前，多孔 β－TCP 主要用作组织工程支架材料，与种子细胞、生物活性因子复合，植入体内，取得了良好的效果。

CPC 是 20 世纪 80 年代中期研制出的磷酸钙骨水泥材料，具有自固化（self－setting）的特性，属于非陶瓷型羟基磷灰石（HA）类人工骨材料。CPC 由固相与液相组成，其中，固相包括磷酸四钙（Tetracalcium Phosphate，TECP: $Ca_4(PO_4)_2O$）、无水磷酸氢钙（Dicalcium Phosphate Anhydrous，DCPA: $CaHPO_4$）、二水磷酸氢钙（Dicalcium Phosphate Dihydrous，DCPD: $CaHPO_4 \cdot 2H_2O$）等磷酸钙盐，液相可以溶于蒸馏水、稀磷酸、生理盐水及手术部位的血液等。二者调和后，在室温或体内环境下自行固化转变成含微孔的 HA 晶体。与烧结型 HA 陶瓷相比，它除具有引导成骨和骨性结合的特点外，更具有制备简便、易塑形和缓慢降解等优点。

因此，综合考虑 β－TCP 和 CPC 这两种无机材料的生物学特点和本书所采用的多孔支架构造方法，最终确定选用这两种无机材料作为制造骨组织工程支架的生物材料。

7.5.1 β－TCP 生物陶瓷粉末制备

制备 β－TCP 粉末的方法可分为湿法和干法。干法即固相反应，可制得结晶性好的粉末，但晶粒尺寸较大，往往有杂相存在，研磨时不仅费时而且易沾污，因此在生物陶瓷领域不被采用。湿法即溶液反应（沉淀反应），可制得细小晶粒或无定形磷酸钙粉末，所以被广泛使用。

固相反应法是根据高温下固相反应来制备 TCP 粉末，反应如下：

$$2CaHPO_4 \cdot 2H_2O + CaCO_3 \rightarrow Ca_3(PO_4)_2 + CO_2 \uparrow + 3H_2O$$

采用常规固相反应法制备的 TCP 粉末平均粒度大于 $10\mu m$，通过湿式粉碎法制备的粉末平均粒径显著减小，可以容易得到微细粉（0.1 ~ 1.0 μm）。

沉淀反应法是制备材料的湿化学法中工艺简单、成本低、所得粉体性能良好的一种崭新的方法。它通常是在溶液状态下将不同化学成分的物质混合，在混合液中加入适当的沉淀剂制备前驱体沉淀物进行干燥或煅烧，从而制得相应的粉体颗粒。沉淀法是目前制备 β-TCP 粉末最常用的一种方法。将可溶性的钙、磷盐在水溶液中反应，用碱调节 pH值，生成钙磷摩尔比约为 1.5 的沉淀，经分离、干燥、焙烧而制得β-TCP 粉末。

沉淀法主要是根据溶液中的下列化学反应

$$3Ca(OH)_2 + 2H_3PO_4 \rightarrow Ca_3(PO_4)_2 + 6H_2O \qquad (7-11)$$

$$3CaCl_2 + 2(NH_4)_2HPO_4 + 2NH_4OH \rightarrow Ca_3(PO_4)_2 + 6NH_4Cl + 2H_2O$$

$$(7-12)$$

来制备的。在上述反应过程中，要不断加入氨水调节 pH 值，反应式（7-11）的 pH 值控制在 6.0 左右，反应式（7-12）的 pH 值控制在10.0 以上。在沉淀物中加入适量的多元醇型表面活性剂，干燥后得到松散、无结块的粉末。再经过 700~800℃ 煅烧，保温 3~5 小时后，便可得到 β-TCP 粉末。所制得的粉粒直径大致为 0.5μm。

本书采用沉淀反应法，并加以改进来制备 β-TCP 生物陶瓷粉末，详细操作过程如下：

①称 50 g 浓度为 74% 的 Ca(OH)$_2$ 溶液；

②称 37.5 g 浓度为 87.1% 的 H$_3$PO$_4$；

③在 50gCa(OH)$_2$ 溶液中加入 200ml 蒸馏水，在 37.5gH$_3$PO$_4$ 中加入 475ml 蒸馏水；

④把稀释后的 Ca(OH)$_2$ 溶液在 4min 内倒入稀释后的 H$_3$PO$_4$ 中，同时搅拌，并加超声波分散，使反应充分进行，10min 后停止反应。

⑤抽滤沉淀物，用蒸馏水冲洗 2~3 次；

⑥将所得沉淀物放入到 100℃ 烘箱烘干；

⑦将烘干后的沉淀物放入煅烧炉煅烧，煅烧温度 800℃，保温300min，得到 β-TCP 生物陶瓷粉末。

将所制备的 β-TCP 生物陶瓷粉末用激光粒度分布测试仪进行粒度测试，结果表明：50% 的 β-TCP 生物陶瓷粉末粒度为 1.03μm，90%的粒度为 2.52μm，平均粒度为 1.47μm。

7.5.2　β-TCP 生物陶瓷填充烧结工艺

填充之前，先将 β-TCP 粉末细研 8～9h，低温烘干后再过 300 目筛，得到超细 β-TCP 粉末。将其与不同比例的蒸馏水混合，得到不同黏稠度的 β-TCP 浆体，由于不同黏稠度 β-TCP 浆体的填充难易程度不一样，且收缩性也不同，因此浆体越稀，流动性越好，填充就越容易，收缩率也越大。反之，浆体越稠，其流动性也越差，填充就非常困难，收缩率也就越小。经过反复试验，最终确定 β-TCP 粉末和蒸馏水混合物中各自的质量分数如下：β-TCP 粉末的质量分数为 70.4%，蒸馏水的质量分数为 29.6%。按此比例进行混合，并填充后，低温（37℃）烘干，放入高温箱式电阻炉，入炉温度为室温，迅速升温至 1150℃，保温 180min，随炉冷却至室温后取出。升温曲线如图 7-11 所示，所得 β-TCP 生物陶瓷人工骨多数情况下会出现碎裂现象，如图 7-12 所示。

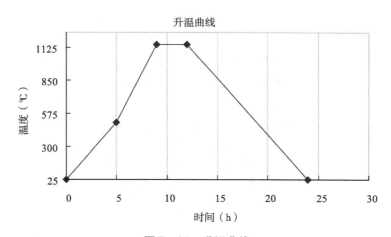

图 7-11　升温曲线

保持入炉温度不变，尝试改变升温速度，将炉子的升温速度由原来的 100℃/h 变为 1℃/min，待温度升至 1150℃后，继续保温 180min，然后随炉冷却至室温后取出。升温曲线如图 7-13 所示，所得 β-TCP 人工骨支架出现碎裂现象更加严重，如图 7-14 所示。

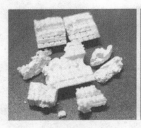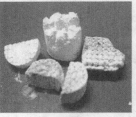

图 7-12　烧结后碎裂的人工骨支架

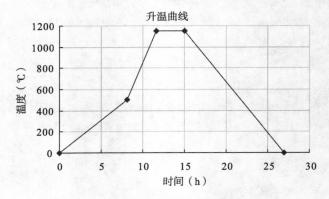

图 7-13　低速升温曲线

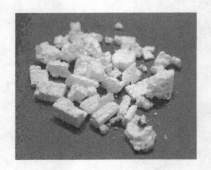

图 7-14　碎裂的人工骨支架

　　分析出现碎裂现象的原因，认为可能是在升温起始阶段，即室温到 500℃，树脂材料随着温度的升高，逐渐发生膨胀，从而导致人工骨支架的碎裂，考虑到树脂材料的热分解（环氧树脂分解成 CO_2 和 H_2O）温度一般在 400~500℃，那么在烧结过程中，如果使树脂材料在发生较大膨胀之前就已经全部热分解掉，即可克服由于树脂材料膨胀而带来的碎裂问题，因此，改变入炉温度，将其设定为 500℃，即先将电阻炉的温度升高到 500℃，然后把干燥后的试件放入炉中，升温速度设定为 300℃/h，升至 1150℃，并保温 180min，随炉冷却到室温后取出（升温曲线见图 7-15），发现碎裂问题得到了很好的解决，得到了完整的 β-TCP 人工骨支架，此混合填充方法虽然能够获得符合设计要求的人工骨，但是缺乏足够的机械强度（0.8MPa），因此不能直接作为骨替代物移植到体内。

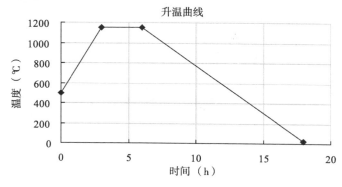

图 7-15 改变入炉温度后的升温曲线

为解决所制备的人工骨支架机械强度不足的问题，选择在 β-TCP 粉末中加入高温黏结剂的办法，高温黏结剂的制备方法可参考文献，其主要成分及含量见表 7-6。使用这些成分的高温黏结剂不会影响 β-TCP 的生物学性能，而且具有可降解特性。

表 7-6 高温黏结剂的主要成分及含量

成分	P_2O_5	CaO	MgO	Al_2O_3
质量百分数	76%	15%	5%	4%

将制备好的高温黏结剂细研 8~9h，低温烘干后再过 300 目筛，然后再将其与 β-TCP 粉末和蒸馏水一起混合。在这个混合物中，高温黏结剂的质量分数为 10.7%，β-TCP 粉末的质量分数为 59.7%，将高温黏结剂粉末与 β-TCP 粉末充分混合，然后向其中加入蒸馏水，蒸馏水的质量分数仍然为 29.6%，充分混合调成浆体。

把浆体填充到所构造的支架负型树脂模具中，并进行充分震荡压实，使浆体填充到模具中的每个部位，如图 7-16 所示。然后将填充好的模具放入 37℃烘箱，烘干后取出，再放入到高温箱式电阻炉，入炉温度为 500℃，升温速度设定为 300℃/h，升至 1150℃，并保温 180min，随炉冷却到室温后取出，从而得到机械强度更好的人工骨支架，如图 7 - 17 所示。从图中可以看出，最终获得的这两种不同内部结构的 β - TCP 生物陶瓷人工骨与设计相符合。

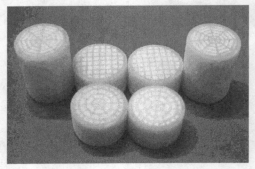

图 7 - 16　填充后的试件

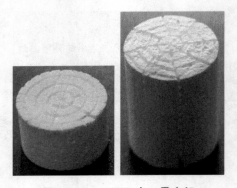

图 7 - 17　β-TCP 人工骨支架

7.5.3　CPC 材料填充及热分解去模

本研究选用的注射型自固化 CPC 购于上海瑞邦生物材料有限公司，其固相主要成分是由 TECP 和 DCPA 组成，TECP 与 DCPA 的摩尔比为 1:1。所用固化液是浓度为 4% 的 Na_2HPO_4 溶液。由于 CPC 粉末与固化液的比例不同，所调制而成的浆体黏稠度也就不同，填充的难易程度就不一样，固化后的强度也会受到影响，而且 CPC 的固化时间比较短，只有 20min，因此填充时间必须尽可能短，以免影响其固化作用。为了使填充过程难度降低，确保在 CPC 固化前完成填充工作，同时保证 CPC 固化后具有较高的强度，经过反复试验，最终确定 CPC 粉末与固化液的比例为 1g: 0.5ml，填充过程中不断地轻微振动树脂模具，使 CPC 浆体在模具中填充实，整个填充过程在 5~8min 内完成。填充完毕后去除多余浆体，置于干燥处等待其固化。填充结果如图 7-18 所示。

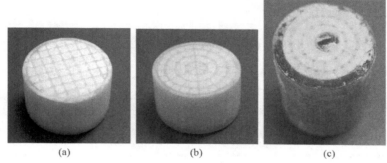

(a)　　　　　　　　(b)　　　　　　　　(c)

图 7-18　CPC 材料填充结果

将填充好的树脂模具放入 37℃ 烘箱内 24 小时，待其充分固化后取出。再放入到高温箱式电阻炉，入炉温度为 500℃，4h 内升温至 900℃，保温 180min，树脂材料被完全分解为 CO_2 和 H_2O，随炉冷却至室温后取出。从而得到与设计相符的可控微结构支架，如图 7-19 所示。其中，图 7-19（a）所示为正交结构，图 7-19（b）所示为轮辐形结构，图 7-19（c）所示为具有骨髓腔的结构。设计这样的升温曲线的目的是防止已经固化的 CPC 材料在树脂气化过程中被胀裂，入炉温度设定在 400~500℃ 的情况下，树脂材料入炉后，还没来得及膨胀就已经气化，因而不会影响 CPC 支架质量。

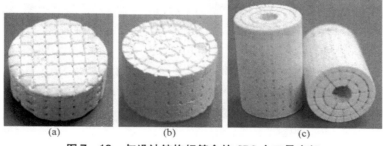

(a)　　　　　　　　(b)　　　　　　　　(c)

图 7-19　与设计结构相符合的 CPC 人工骨支架

7.5.4 光学显微镜观测支架微结构

为获得利用 SL 间接制造方法所制备的人工骨支架微管道的实际尺寸，应用光学显微镜（VH-8000 显微系统）来观测人工骨支架的表面及其内部微管道的结构特征，采用统计分析的方法得出各种结构、不同生物材料的人工骨支架微管道的平均尺寸，以及这些微管道的形状、分布、空间走向、分支和相互连通性是否与设计特征相符合。

（1）CPC 人工骨支架显微观测

光学显微镜下观察 CPC 人工骨支架微结构，图 7-20（a）所示为正交结构支架放大 25 倍之后的顶视图，图 7-20（b）所示为轮辐结构支架放大 25 倍之后的顶视图。测量各种结构支架内部微管道尺寸时，需放大到 100 倍，对局部的孔或管道进行测量，然后再进行统计分析，最终得出支架内部微管道尺寸的平均值。

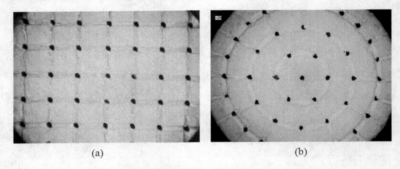

(a)   (b)

图 7-20 可控微结构支架顶视图（×25）

将具有骨髓腔结构特征的 CPC 人工骨支架分别沿径向和轴向剖开，用光学显微镜观测其内部微管道结构特征，确定支架内部微管道的形状、分布、空间走向、分支和相互连通性是否与设计特征相符合。图 7-21（a）所示为沿轴向剖开后，放大 50 倍时的显微照片；图 7-21（b）为先沿轴向剖开，再沿径向剖开后的放大 25 倍的显微照片。

为获得比较准确的支架微管道尺寸，将其放大 100 倍，进行观测。每种结构选择 5 个试件，分别用千分尺和光学显微镜观测支架的外形和内部微管道尺寸。最终测量统计分析结果见表 7-7。

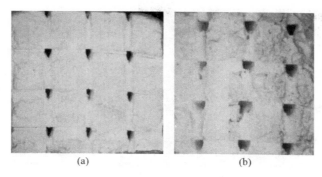

（a）　　　　　　　　　　　（b）

图 7 –21　CPC 人工骨支架剖视图（×25）

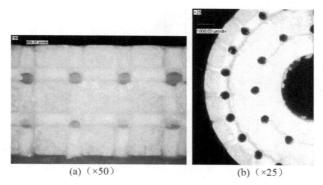

（a）（×50）　　　　　　　　（b）（×25）

图 7 –22　骨髓腔结构人工骨支架显微照片

表 7 –7　CPC 支架外形及内部微管道尺寸测量结果

		正交结构支架	轮辐结构支架
外形（mm）	直径	14.35 ± 0.042	14.28 ± 0.058
	高	11.03 ± 0.065	11.06 ± 0.053
内部微管道（μm）	x-y 平面	231.67 ± 2.83	239.52 ± 1.97
	x-z 平面	235.49 ± 3.05	243.34 ± 2.14
	z 方向通孔	474.38 ± 3.88	468.29 ± 2.13

从这些人工骨支架的各个剖视图中可以看出，支架内部微管道的结构特征（包括微管道的形状、分布、空间走向、分支以及连通性）与设计结构完全一致，充分展现了设计模型的结构特征。

（2）β - TCP 人工骨支架显微观测

光学显微镜下观察 β - TCP 人工骨支架微结构，图 7 - 23（a）所示为轮辐结构支架局部放大的顶视图（×50 倍），图 7 - 23（b）所示为轮辐结构支架局部放大的剖视图（×50 倍）。测量各种结构支架内部微管道尺寸时，需放大到 100 倍，对局部的孔或管道进行测量，然后再进行统计分析，最终得出支架内部微管道尺寸的平均值。

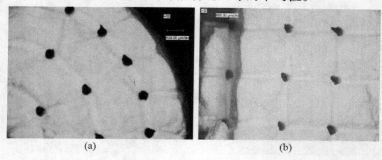

（a）　　　　　　　　　　　　　（b）

图 7 - 23　β - TCP 人工骨支架微结构显微观测（×50）

按照测量 CPC 人工骨支架的方法，将剖开后的 β - TCP 人工骨支架放大 100 倍，进行观测。每种结构选择 5 个试件，分别用千分尺和光学显微镜观测支架的外形和内部微管道尺寸。最终的测量统计分析结果见表 7 - 8。

表 7 - 8　β - TCP 支架外形及内部微管道尺寸测量结果

		轮辐结构支架	网状结构支架
外形（mm）	直径	14.08 ± 0.064	14.01 ± 0.032
	高	10.98 ± 0.075	19.46 ± 0.026
内部微管道（μm）	x-y 平面	181.75 ± 6.87	189.37 ± 5.54
	x-z 平面	185.71 ± 7.25	183.48 ± 6.91
	z 方向通孔	454.86 ± 8.34	458.25 ± 7.29

从以上的测量与统计分析结果来看，虽然制备所得 CPC 支架和 β - TCP 人工骨支架内部微管道尺寸都与设计值存在一定误差，但是，这些微管道中的最小尺寸（180μm）也大于用 SLS 和 3DP 方法所制备出来的微孔（45 ~ 150μm）。

而将 CPC 人工骨支架与 β－TCP 人工骨支架内部微管道相比较，则明显看出 CPC 人工骨支架内部微管道尺寸较大，分析其原因，认为是由于 CPC 材料是一种常温自固化材料，其固化形成人工骨支架后，支架内部微孔尺寸基本已确定，在热分解去除树脂模具之后，收缩很小，对微管道基本没有什么影响；对于 β－TCP 生物陶瓷材料来说，它本身是一种烧结成型的材料，在经过 1150℃ 的高温烧结后，人工骨支架必然出现较大的收缩，因此影响了支架内部微管道尺寸，使其相对变小。

7.6　支架微结构观测及抗压力学试验

7.6.1　支架表面粗糙度测量

人工骨支架的表面粗糙度对成骨细胞和骨髓基质细胞的黏附、增殖、分化以及基因表达都有影响，从 Brett PM 等和 Despina DD 等的研究结果可以看出，表面粗糙度 Ra 值在 0.30～6.66 范围内时，Ra 值越大就越有利于细胞的黏附、增殖、分化以及基因表达。

本书应用表面粗糙度测量仪分别对所制造的 CPC 人工骨支架和 β－TCP 生物陶瓷人工骨支架的表面粗糙度进行测量，其中，CPC 人工骨支架的测量结果如下：轮廓算术平均偏差 $Ra = 2.16$；轮廓最大高度 $Ry = 18.47$；β－TCP 生物陶瓷人工骨支架的表面粗糙度测量结果为：轮廓算术平均偏差 $Ra = 3.69$；轮廓最大高度 $Ry = 21.75$。从测试结果来看，用这两种材料制备的人工骨支架表面均有利于细胞的黏附、增殖、分化以及基因表达。

7.6.2　人工骨支架孔隙率的测定

支架的孔隙率越高，为细胞提供栖息的场所就越多，能够黏附的细胞数量就越多，就更容易形成新的组织。然而支架的孔隙率越高其强度也就越低，这一点在组织工程的研究中已经形成共识。而作为骨组织工程支架，人工骨支架必须首先具备足够的机械强度。基于此点，在设计人工骨支架结构时，选取孔隙率与强度相对都能够满足要求的指标，将人工骨支架孔隙率控制在 30%～50%，此时得到的机械强度，使得人工骨能够作为临时的骨替代物，较好地取代骨缺损部位。

按照本书之前介绍的孔隙率测定法对这两种材料不同结构的人工骨支架孔隙率进行测定，每种材料、每种结构的人工骨支架在孔隙率测定时的数量均为 5 个，之后取平均值。测定结果见表 7–9。

表 7–9　人工骨支架孔隙率测定结果

类型	正交结构	轮辐形结构	骨髓腔结构
CPC 人工骨支架	32.68%	36.47%	54.86%
β–TCP 人工骨支架	28.35%	31.32%	48.73%

从表 7–9 中可以看出，人工骨支架的实际孔隙率高于设计阶段计算出的由微管道所产生的孔隙率值。其原因是无论是 CPC 还是 β–TCP 材料，其原始形态都是颗粒状的粉末材料，在形成具有一定形状的人工骨支架后，材料颗粒与颗粒之间必然存在一定的孔隙，只是尺寸很小，由扫描电镜观察可以看到，其尺寸约为 5~10 μm，不能作为细胞生存之场所。因此，在用上述方法进行孔隙率测定时，最终所测试的结果是设计的微管结构所产生的孔隙率与实际颗粒间微孔孔隙率的总和。

对于相同结构的 CPC 人工骨支架与 β–TCP 人工骨支架，其孔隙率存在比较大的差异的主要原因在于：CPC 材料为自固化成形，当温度升到 900℃ 去除环氧树脂材料的时候，固化后 CPC 支架基本没有发生收缩；而 β–TCP 材料是需要经过 1150℃ 的温度烧结成形，烧结过程必然伴随着收缩，因此，设计的微管道所产生的孔隙率必然下降，从而导致整体孔隙率低于 CPC 人工骨支架。

7.6.3　人工骨支架微结构扫描电镜观测及能谱分析

用扫描电镜（Scanning Electric Microscopy，SEM）观察之前先进行表面喷金处理。先将人工骨支架等分成若干小块，置于喷金装置内，表面喷金 15 分钟后取出，进行扫描电镜观察。

如图 7–24（a）所示为放大 3000 倍之后的 CPC 人工骨支架表面微观结构电镜照片，如图 7–24（b）所示为放大 200 倍之后的支架内部微管道结构电镜照片。从 CPC 人工骨支架的剖面和扫描电镜的观察结果可以看出，支架内部的微管道完全相互连通，其在支架内部的分布、空间走向、几何形状与设计相符，对支架进行能谱分析，如图 7－24 （c）所示，结果表明支架材料主要组成元素为氧（O）、钙（Ca）和磷 （P）三种。其中 Ca、P 元素摩尔比为 1.59∶1，接近自然骨所含 Ca、P 元素摩尔比 1.67∶1。因此，能谱结果可以说明，环氧树脂模具中所含 的碳（C）、氢（H）元素没有残留在支架内部，而是完全分解成 CO_2 和 H_2O 后被排出。

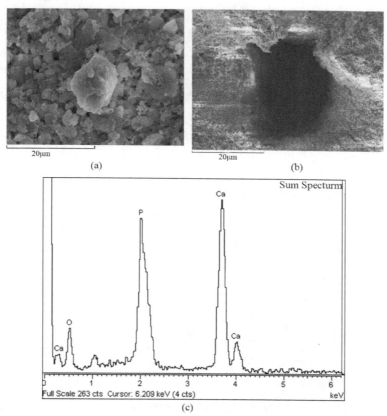

图 7－24　CPC 人工骨支架扫描电镜观察及能谱分析

β－TCP 人工骨支架表面微观结构电镜照片如图 7－25（a）所示 （放大 1000 倍），支架内部微管道结构电镜照片见图 7－25（b）（放大 200 倍）。从支架的剖面和扫描电镜的观察结果可以看出，支架内部的 微管道完全相互连通，其在支架内部的分布、空间走向、几何形状与设 计相符，对支架进行能谱分析，如图 7－25（c）所示，结果表明支架材料主要组成元素为氧（O）、钙（Ca）和磷（P）三种。其中 Ca、P 元素摩尔比为 1.48:1。因此，能谱结果可以说明环氧树脂模具中所含的碳（C）、氢（H）元素没有残留在支架内部，而是完全分解成 CO_2 和 H_2O 后被排出。

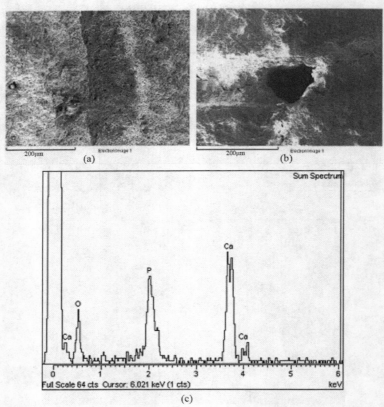

图 7－25　β－TCP 人工骨支架扫描电镜观察及能谱分析

从能谱分析结果来看，虽然在 β－TCP 生物陶瓷粉末中添加了高温黏结剂，但是最终的 β－TCP 人工骨支架中所含 Ca、P 元素的量没有太大变化（纯 β－TCP 所含 Ca、P 比为 1.5:1）。

7.6.4　支架 X 射线衍射分析

为分析热分解（900℃）前后 CPC 人工骨支架的成分是否发生改变，分别将热分解前后的 CPC 支架研磨成细粉，利用 X 射线衍射分析仪对热分解

前后的 CPC 支架进行分析测试，分析结果如图 7 - 26 所示，其中图 7 - 26
（a）所示为热分解前 CPC 人工骨支架的衍射分析结果，图 7 - 26（b）所示
为热分解后 CPC 人工骨支架的衍射分析结果。

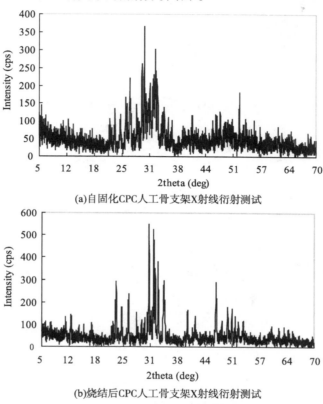

(a)自固化CPC人工骨支架X射线衍射测试

(b)烧结后CPC人工骨支架X射线衍射测试

图 7 - 26　X 射线衍射分析测试

　　通过与粉末衍射卡对比得知，热分解前 CPC 人工骨支架主要成分
是低结晶度的羟基磷灰石和少量的磷酸四钙；热分解后的 CPC 人工骨
支架主要成分是高结晶度的羟基磷灰石和少量的磷酸四钙。

　　分析利用这种快速成型方法制备的 β - TCP 人工骨支架的主要成
分，确定其是否与标准的 β - TCP 生物陶瓷相同，图 7 - 27 所示为
β - TCP人工骨支架的 X 射线衍射分析结果，通过与粉末衍射卡的比较
可知，烧结成形的 β - TCP 人工骨支架主要成分仍然是 β 型磷酸三钙，
还有极少量的焦磷酸钙。分析焦磷酸钙出现的原因是添加了高温黏结剂
的结果，但是添加这些高温黏结剂不会影响 β - TCP 人工骨支架的降解

特性，这一点已经有相关文献证明。

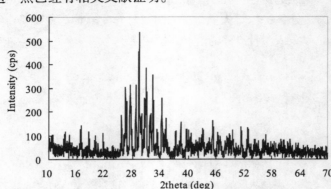

图 7-27　β-TCP 人工骨支架 X 射线衍射分析结果

7.7　人工骨抗压力学性能试验

骨骼是人体唯一的支撑结构体。骨组织工程支架作为骨替代物必须具备一定的承载能力。对所构造的生物活性人工骨支架进行了抗压力学性能试验，实验设备采用美国 INSTRON 公司的 5848 Microtester，试验中设定加压速率为 2 mm/min。对正交结构人工骨支架、轮辐形结构人工骨支架和带骨髓腔结构的人工骨支架进行抗压强度测试，所获得的应力应变曲线如图 7-28 所示，其中图 7-28（a）为正交结构 CPC 人工骨支架的抗压试验结果；图 7-28（b）为轮辐形结构 CPC 人工骨支架的抗压试验结果；图 7-28（c）为带骨髓腔结构的 CPC 人工骨支架的抗压试验结果；图 7-28（d）为轮辐形结构 β-TCP 人工骨支架的抗压试验结果。

从图中可以看出，孔隙率在 30% 左右的 CPC 人工骨支架，其抗压强度在 7MPa 左右，当孔隙率达到 50% 以上时，其抗压强度仅有 3.5MPa。

从人工骨支架的抗压力学试验结果来看，支架的抗压强度主要与支架的孔隙率有关，支架的孔隙率越高，其抗压强度就越低，反之亦然。从本书所设计的几种不同空间结构的人工骨支架来看，在孔隙率比较接近的情况下，不同的空间结构对支架机械强度的影响不大。

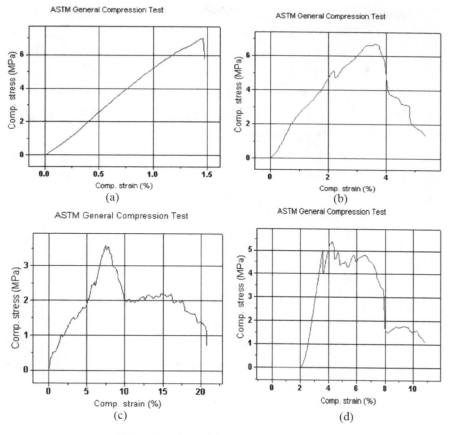

图 7 – 28　人工骨支架抗压试验测试结果

7.8　细胞毒性及增殖功能试验

7.8.1　成骨细胞获取及培养

选用兔成骨细胞作为人工骨支架体外培养所用细胞，因为兔成骨细胞的分离获取技术已经十分成熟，而且将其与各个材料的支架复合后进行体外培养的研究也十分广泛，具有一定的代表性。

（1）兔成骨细胞获取

无菌条件下，取 2 只出生 3～5d 的新西兰大耳白兔（第四军医大学实验动物中心）颅盖骨，去除骨膜及结缔组织，PBS 液（Gibco）冲洗三次，剪碎至体积约为 $1mm^3$ 大小的骨块，0.25% 胰蛋白酶（Sigma）37℃消化15min，基础培养液（高糖 DMEM（Gibco）含 10% 新生牛血清、青霉素（鲁抗制药）$100U \cdot ml^{-1}$、链霉素（鲁抗制药）$100U \cdot ml^{-1}$）冲洗 2 遍，贴附于 100ml 玻璃培养瓶底壁，倒置于37℃、5% CO_2 培养箱中，4h 后小心翻转并添加基础培养液，以后隔 2d 更换培养液一次，倒置显微镜（Nikon）观察细胞生长情况，细胞生长 7～10 d 后长满瓶底，用 0.25% 胰蛋白酶、0.2g/l 的乙二胺四乙酸（EDTA）消化细胞间连接，加入二甲氨基乙醇（DMEA）液稀释至细胞密度为 10^6 个/ml 时，接种到新的培养瓶中进行传代培养，传代后细胞换用条件培养液（基础培养液 $+10ml \cdot l^{-1}$ β–甘油磷酸钠（Sigma）$+10^{-8}ml \cdot l^{-1}$ 地塞米松（Sigma）$+50\mu g \cdot l^{-1}$ 的 L–抗坏血酸（Sigma），骨片继续贴壁培养。

（2）成骨细胞鉴定

通过以下三种方法来鉴定所培养的细胞是否为成骨细胞。①倒置显微镜下观察成骨细胞形态；如若为成骨细胞，则应呈现梭形、多角形。②碱性磷酸酶（Alkaline Phosphatase, ALP）染色：取 4～6 代、14～16 代细胞爬片，PBS 液漂洗 3 次，4℃丙酮固定 10min，采用钙钴法进行碱性磷酸酶染色；如若为成骨细胞，则 ALP 染色显阳性，且阳性率很高。③矿化结节染色：取连续培养 2 周的 4～6 代、14～16 代细胞爬片，PBS 漂洗 3 次，$100ml \cdot l^{-1}$ 中性甲醛固定，茜素红显色矿化结节；如若为成骨细胞，则细胞必定分泌基质形成结节，茜素红染色后呈大小不一、分布密集的红色结节。

原代培养：新生兔颅骨组织块贴壁 3d 后，倒置显微镜下观察有少量梭型细胞爬出，10d 后细胞汇合并长满瓶底（见图 7－29（a））；传代培养：倒置显微镜下观察细胞呈梭形、多角形，增殖迅速，可复层生长，图 7－29（b）所示为成骨细胞传至第 8 代时的倒置显微镜观察照片，细胞复层重叠生长，分泌基质形成结节。传代周期为 3～5d，传至第 18 代仍保持同一形态；组织块反复贴壁 8 次均有细胞爬出且形态一致。

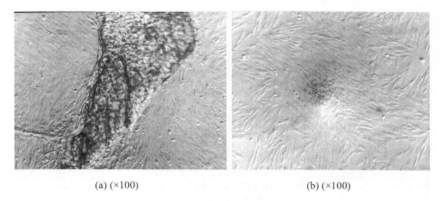

(a) (×100)　　　　　　　　　　(b) (×100)

图 7 -29　细胞形态倒置显微镜观察

ALP 染色：阳性细胞着色深，胞质内密布棕、黑色颗粒。原代、第 2、第 4、第 6 代细胞 ALP 染色阳性率分别为：64.3%、78.7%、89.1%、88.2%；14 ~16 代细胞爬片 ALP 染色阳性率 >90%，胞体内着色颗粒粗大（见图 7 -30）。

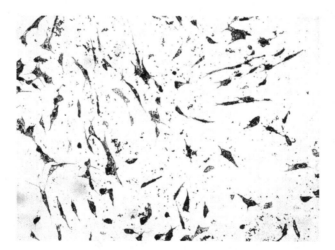

图 7 -30　ALP 钙钴法染色，细胞着色深，阳性率 >90%　（×200）

矿化结节染色：4 ~6 代、14 ~16 代细胞爬片持续培养 1 周，细胞多处复层集聚生长，4 周形成明显的矿化结节，茜素红染色呈大小不一、分布密集的红色结节，如图 7 -31 所示。

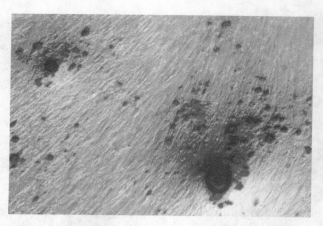

图 7-31　矿化结节茜素红染色，红色表示阳性（×100）

7.8.2　支架—细胞体外培养

通过将人工骨支架与成骨细胞复合后的体外培养来检验这种基于快速成型的人工骨支架制造方法所制备支架的细胞毒性以及它的生物相容性，从而进一步确定其在骨组织工程中是否能够作为临时的骨替代物。

（1）细胞接种

先将所制备的人工骨支架用钴60（^{60}Co）照射消毒，对所有细胞培养所用操作器械（如6孔培养板、滴管等）进行高温消毒，然后将消毒后的人工骨支架和所用器械放置在超净工作台内，把人工骨支架放入6孔培养板中，每孔一个，先用无菌的 PBS 液将每个支架冲洗三遍，然后将所有人工骨支架都浸泡在 DMEM 培养液中等待接种成骨细胞。

把传至第18代的成骨细胞用0.25%胰蛋白酶从培养瓶中消化下来，放入到低速离心机的离心管中，启动离心机，转速为3000r/min，从而制成浓度很高的细胞悬液，30min 后，等待细胞的活性基本恢复，然后将预先配置好的 DMEM 培养液加入到离心管中，稀释高浓度的细胞悬液，并将稀释后的细胞悬液一滴一滴地滴在已经准备好的人工骨支架顶部，接种密度为：2.5×10^6 个/ml，2h 后（使细胞能够牢固地黏附在支架上），向6孔培养板的每个孔内加10ml 的 DMEM 培养液，然后将6孔培养板放回到 CO_2 培养箱，以后每隔2天换一次培养液。图 7-32 所示为支架接种成骨细胞后，位于6孔培养板内，放置在温度37℃、湿度 100% 、5% 的 CO_2 培养箱中。

（2）CPC 支架复合成骨细胞体外培养

分别在培养 3d、7d、14d 后取出 CPC 人工骨支架，用 PBS 液冲洗掉残留在支架表面的 DMEM 培养液，将其切成若干小块，用 3% 的戊二醛固定，放在 4℃ 冰箱内保存。在进行扫描电镜观察之前，把这些小块人工骨支架用乙腈水溶液梯度脱水置换，乙腈真空干燥 6h。用 JFC21100 型离子溅射仪喷镀 40min。S－520 型扫描电镜下观察成骨细胞是否已经在所制备的 CPC 人工骨支架上黏附生长，以及所保持的形态和活性如何。

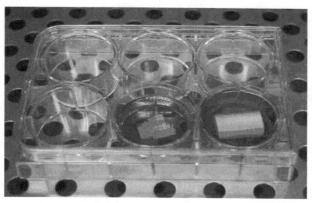

图 7 –32 人工骨支架体外培养

培养 3d 后多个成骨细胞贴附于 CPC 人工骨支架表面，细胞多呈梭形，大小约为 $10 \sim 30 \mu m$，分布均匀，胞间有多个突起相互连接，细胞表面有少量基质分泌（见图 7 – 33（a））；培养 7d 后细胞排列紧密，呈梭形，已基本汇合，部分重叠生长，并有少量细胞向微孔内爬行生长，细胞分泌较多基质（见图 7 – 33（b））；培养 14d 后细胞生长密集，多呈复层生长，部分微管孔口被细胞完全覆盖（见图 7 – 33（c）），但是在微管道深处细胞数量仍然较少（见图 7 – 33（d））。

（3）成骨细胞复合 β – TCP 人工骨支架的体外培养

培养 3d、7d、14d 后取出人工骨支架，PBS 冲洗，用 2% 的戊二醛固定，乙腈水溶液梯度脱水置换，乙腈真空干燥 6h。用 JFC21100 型离子溅射仪喷镀 15min。在 HITACHI S –3000N 型扫描电镜下观察。

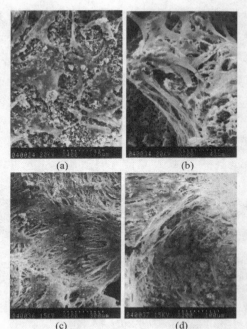

图 7 - 33　CPC 人工骨支架复合成骨细胞
体外培养扫描电镜观察

　　培养 3d 后，成骨细胞贴附于 β - TCP 人工骨支架表面，细胞多呈梭形，大小约为 10 ~ 30μm，分布均匀，胞间有多个突起相互连接，细胞表面有少量基质分泌；培养 7d 后，细胞排列紧密，呈梭形，已基本汇合，部分重叠生长，并有少量细胞向微孔内爬行生长，细胞分泌较多基质；培养 14d 后细胞生长密集，多呈复层生长，如图 7 - 34（a）所示，部分微管孔口被细胞完全覆盖，如图 7 - 34（b）所示，但随着向微管道深处推移，细胞数量呈梯度递减趋势。

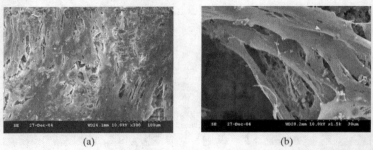

图 7 - 34　β - TCP 人工骨支架复合成骨细胞体外培养扫描电镜观察

从细胞体外培养结果看，这种基于 SL 法所制备的 CPC 人工骨支架和 β – TCP 人工骨支架均无细胞毒性，具有良好的生物相容性。至于支架内部微管道中的细胞数量一直很少，这主要与体外培养方法有关，而本实验采用的是最基本的静态培养方法。从目前国内外有关细胞培养技术进展来看，如果采用较先进的三维动态培养方法，该问题可望得到有效解决。

第八章　总结与展望

本书向读者介绍了人工骨支架快速成型间接制造方法，并从所制备人工骨支架的表面物理化学性质、机械强度、细胞毒性和生物相容性等几个方面详细讨论了其生物学特性，阐明了以下几个方面的问题：

（1）利用 CAD 技术设计了人工骨支架内部微管道负型结构，确定了微管道在支架内部的分布、微管道的形状、尺寸、空间走向、分支和连通性。构造了相应的人工骨支架负型模具三维实体 CAD 模型，并将负型模具的 CAD 模型以 STL 数据格式存储。

（2）应用快速成型计算机系统软件 RPData 对人工骨支架负型模具的 STL 数据进行了分层切片处理，并利用立体光固化技术制造了各种不同结构的人工骨支架负型树脂原型，在光学显微镜下详细观测了所制造人工骨支架负型树脂原型，通过对所得数据的统计分析得出：这些树脂原型件的误差均在所用的立体光固化快速成型设备（SPS600）的加工精度范围内（±0.1mm）。

（3）选择了 CPC 和 β－TCP 两种生物材料填充支架负型树脂原型，来制备与设计结构相符合的生物活性人工骨支架，根据 CPC 和 β－TCP 两种材料本身不同的性质，采取不同的烧结温度和升温曲线，来除去支架负型树脂材料，并烧结形成人工骨支架，通过显微镜观测被剖开支架的内部微管道结构特征，发现这些微管道的分布、形状、空间走向、分支和相互连通性均展现了设计阶段的人工骨支架内部微管道特征，其尺寸误差均在 ±80μm 范围内，这些微管道均符合细胞、血管、神经等长入的条件，并且有利于促进血液供给、氧气和营养物质大量输送，为新骨生成创造了良好的三维空间结构。

（4）测量 CPC 人工骨支架的表面粗糙度，其 Ra 值为 2.16，几种结构的孔隙率分别是 32.68%、36.47%、54.86%，其抗压强度在 3～7MPa，能谱分析表明支架内部只含 O、Ca、P 三种元素，其中 Ca/P 元素摩尔比为 1.59:1，X 射线衍射分析结果说明烧结后的 CPC 人工骨支架的主要成分是高结晶度的羟基磷灰石和少量的磷酸四钙。测量

β – TCP人工骨支架的表面粗糙度，其 Ra 值为 3.69，几种结构的孔隙率分别是 28.35%、31.32%、48.73%，其抗压强度在 3～7MPa，能谱分析表明支架内部只含 O、Ca、P 三种元素，其中 Ca/P 元素摩尔比为 1.48：1，X 射线衍射分析结果说明烧结成型后的 β – TCP 人工骨支架的主要成分是 β 型磷酸三钙和极少量的焦磷酸钙。

（5）体外细胞培养试验表明：这种基于 SL 法制备的人工骨支架无细胞毒性，从培养了 1 周和 2 周的支架扫描电镜照片中可以看出，成骨细胞在支架上生长迅速，具有很强的生命力，细胞的形态保持得很好，呈梭形、多角形，复层生长，其增殖功能也很旺盛，2 周后，基本将支架的表面覆盖。

本书所介绍的基于快速成型的人工骨支架制造方法，原理虽然切实可行，但支架的一些性能参数，如孔隙率、机械强度、降解性能等还有待于进一步提高，后续工作可以从本书所讨论的研究方向作进一步的探索。此外，可以应用计算流体力学，模拟体液、营养液、血液等在人工骨支架微管道中的流动，分析计算各不同空间结构的微管道内部流场分布及流体剪应力状态，设计制造出更有利于细胞或组织长入和成活的结构，寻找出最有利的体液流量、流速，使细胞在生长过程中不断受到最适合的流体剪应力刺激，促使其增殖、分化，并以此进一步优化人工骨支架结构。同时，通过对自然骨内部微管道的分布、形状、尺寸、空间走向、分支及连通性作进一步的研究，结合 CAD、RP 技术的仿生设计，来制备出与自然骨内部微管道相类似的骨支架负型结构，并与成骨细胞复合进行三维动态的体外培养，观察成骨细胞的贴附生长及骨转化情况。

本书通过 RP 技术的几种医学临床应用案例，向读者展示了一个新的生物工程制造领域研究方向。但是，要使个性化人造器官成为一项成熟的产业，目前还需要解决以下问题：首先，由于科研人员对再生过程中的基础生物学理解缺乏全面性，因此还不能获得非常理想的人造器官；其次，如何获得可靠的组织细胞来源并使其在体外大量快速繁殖增长尚值得探讨；最后，目前还缺乏理想的人造器官仿生支架材料，这些材料要求可被人体吸收，降解后对人体无害，且对组织和器官无任何影响。

RP 技术的医疗应用是一个相当复杂的工程，这个市场可能永远不会超过汽车或者航空，但它将持续影响医疗仪器公司的发展和众多需要复杂外科手术的病人，这项工程的发展壮大不仅仅需要医生和科研工作者的共同努力，还需要一个集工程、医学、分子生物学、计算机等多学科融合的理论方法的开展，此外还要求人力和物力上的合作、资源和信息上的联系、保持医疗卫生事业持续发展等诸多方面努力，才能使这项工程应用不断发展壮大。随着生物材料的发展，我们完全能够相信可以利用 RP 技术来制作出能直接植入人体的组织和器官。

参考文献

［1］俞梦孙等. 中国生物医学的今天与明天［M］. 天津：天津科技翻译出版社，1998：110－119.

［2］王小红，马建标，王亦农等. 骨修复材料的研究进展［J］. 生物医学工程学杂志，2001，18（4）：647－652.

［3］巴德年，杨子彬. 生物医学工程学［M］. 哈尔滨：黑龙江科学技术出版社，2000：358－374.

［4］Zeng Y. P.，Jiang D. L.，Werner J. P. Fabrication of Al_2O_3－A/W bioglass bioactivity tapes by tape casting［J］. Materials Letters，2002，57（2）：463－468.

［5］ElBatal H. A.，Azooz M. A.，Khalil E. M. A. Characterization of some bioglass － ceramics［J］. Materials Chemistry and Physics，2003，80（3）：599－609.

［6］蒋毅，尹光福，周大利等. 羟基磷灰石/聚乳酸复合人工骨修复材料的研究进展［J］. 国外医学（生物医学工程分册），2004（4）：83－88.

［7］程伏涛，吴其胜，魏无际. 聚合物基骨修复材料的研究进展［J］. 材料导报，2007（S1）：96－98.

［8］王丹. 复合磷酸钙陶瓷人工骨［J］. 国外医学生物医学工程分册，2000，23（1）：43－47.

［9］愈耀庭. 生物医用材料［M］. 北京：天津大学出版社，2002：19－20，122－125，146－151.

［10］焦春荣，曹家炳，刘运兴. 医学新学科纵览［M］. 北京：中国医药科技出版社，2001：254－284.

［11］张亮，靳安民，闵少雄. 不同孔径骨修复材料消旋聚乳酸对骨再生的影响［J］. 第一军医大学学报，2002（5）：31－35.

［12］Charriere E.，Lemaitre J.，Zysset P. h. Hydroxyapatite cement scaffolds with controlled macroporosity：fabrication protocol and mechanical properties［J］. Biomaterials，2003，24：809－817.

［13］李彦林. 骨组织工程的支架材料［J］. 国外医学生物医学工程分册，2001，24（2）：73－77.

［14］马祖伟，高长有，沈家骢. 软骨组织工程用材料进展［J］. 生物医学工程学杂志，2001，18（4）：638－641.

［15］张亮，靳安民，郭志民. 三维多孔骨修复材料 DL－PLA 及 β－TCPDL－PLA

的体外降解研究 ［J］. 骨与关节损伤杂志，2001，16（3）：184－186.

［16］ Landi E. , Tampieri A. , Celotti G. Sr － substituted hydroxyapatites for osteoporotic bone replacement ［J］. ACTA Blomaterlalia, 2007, 3（6）：961－969.

［17］ 史廷春，岳秀艳，熊卓等. 可降解聚合物多孔骨框架的快速制造 ［J］. 生物医学工程学杂志，2002，19（2）：348－349.

［18］ Chu T. M. G, Orton D. G. , Hollister S. J. , et al. Mechanical and in vivo performance of hydroxyapatite implants with controlled architectures ［J］. Biomaterials, 2002, 23（5）：1283－1293.

［19］ Rosa A. L. Macroporous scaffolds associated with cells to construct a hybrid biomaterial for bone tissue engineering ［J］. Expert Review of Medical Devices, 2008, 5（6）：719－728.

［20］ Landi E. , Valentini F. , Tampieri A. Porous hydroxyapatite/gelatine scaffolds with ice － designed channel － like porosity for biomedical applications ［J］. ACTA Blomaterlalia, 2008, 4（6）：1620－1626.

［21］ Maeda H. , Maquet V. , Kasuga T. Vaterite deposition on biodegradable polymer foam scaffolds for inducing bone － like hydroxycarbonate apatite coatings ［J］. Journal of Materials Science － Materials in Medicine, 2007, 18（12）：2269－2273.

［22］ Zong X. , Kim K. , Fang D. et al. Structure and process relationship of electrospun bioabsorbable nanofiber membranes ［J］. Polymer, 2002, 43（16）：4403－4412.

［23］ Martins A. M. , Santos M. I. , Azevedo H. S. Natural origin scaffolds with in situ pore forming capability for bone tissue engineering applications ［J］. ACTA Blomaterialia, 2008, 4（6）：1637－1645.

［24］ Sherwood J. K. , Riley S. L. , Palazzolo R. , et al. A three － dimensional osteochondral composite scaffold for articular cartilage repair ［J］. Biomaterials, 2002, 23（24）：4739－4751.

［25］ Smith I. O. , McCabe L. R. , Baumann M. J. MC3T3 － EI osteoblast attachment and proliferation on porous hydroxyapatite scaffolds fabricated with nanophase powder ［J］. International Journal of Nanomedicine, 2006, 1（2）：189－194.

［26］ Vozzi G. , Flaim C. J. , Bianchi F. Microfabricated PLGA scaffolds：a coMParative study for application to tissue engineering ［J］. Materials Science and Engineering C, 2002, 20（1－2）：43－47.

［27］ Wendt D. , Marsano A. , Jakob M. et al. Oscillating Perfusion of Cell Suspensions Through Three － Dimensional Scaffolds Enhances Cell Seeding Efficiency and Uniformity ［J］. Biotechnology and Bioengineering, 2003, 84（2）：205－214.

［28］ Wu S. L. , Liu X. M. , Hu T. A Biomimetic Hierarchical Scaffold：Natural Growth of Nanotitanates on Three – Dimensional Microporous Ti – Based Metals NANO LET-TERS, 2008, 8 (11): 3803 – 3808.

[29] Oh S. H., Kang S. G., Kim E. S., et al. Fabrication and characterization of hydrophilic poly (lactic – co – glycolic acid) /poly (vinyl alcohol) blend cell scaffolds by melt – molding particulate – leaching method Biomaterials, 2003, 24 (22): 4011 – 4021.

[30] Cristina F., Julian R. G. Sintered Hydroxyapatite Latticework for Bone Substitute [J]. Communications of American Ceramic Society, 2003, 86 (3): 517 – 519.

[31] Tu C. F., Cai Q., Yang J., et al. The Fabrication and Characterization of Poly (lactic acid) Scaffolds for Tissue Engineering by Improved Solid – Liquid Phase Separation [J]. Polymers for Advanced Technologies, 2003 (14): 565 – 573.

[32] Sobral J. M, Caridade S. G, Sousa R. A. Three – dimensional plotted scaffolds with controlled pore size gradients: Effect of scaffold geometry on mechanical perform-ance and cell seeding efficiency [J]. ACTA Blomaterialia, 2011, 7 (3): 1009 – 1018.

[33] Almeida H. A., Silva P. J. Virtual topological optimization of scaffolds for rapid pro-totyping [J]. Medical Engineering & Physics, 2010, 32 (7): 775 – 782.

[34] Saijo Hideto, Igawa Kazuyo, Kanno Yuki. Maxillofacial reconstruction using custom – made artificial bones fabricated by inkjet printing technology [J]. Journal of Artifi-cial Organs, 2009, 12 (3): 200 – 205.

[35] Mozafari M., Rabiee M., Azami M. Biomimetic formation of apatite on the surface of porous gelatin/bioactive glass nanocomposite scaffolds [J]. Applied Surfacf Sci-ence, 2010, 257 (5): 1740 – 1749.

[36] Tessmar J., Mikos A., Göpferich A. The use of poly (ethylene glycol) – block – poly (lactic acid) derived copolymers for the rapid creation of biomimetic surfaces [J]. Biomaterials, 2003, 24 (24): 4475 – 4486.

[37] Wakae H., Takeuchi A., Udoh K. Fabrication of macroporous carbonate apatite foam by hydrothermal conversion of alpha – tricalcium phosphate in carbonate solu-tions [J]. Journai of Blomedical Materials Research Part A, 2008, 87A (4): 957 – 963.

[38] 苏亚辉, 吕新生, 曹文钢等. 快速成型技术在临床医学中的应用 [J]. 合肥工业大学学报 (自然科学版), 2002, 25 (3): 411 – 413.

[39] 刘震宁, 朱天岳, 郑卫国. 快速成型技术制作骨盆镜像实体模型 [J]. 北京大学学报 (医学版), 2003, 35 (1): 82 – 84.

[40] Charrière E., Lemaitre J., Zysset P. h. Hydroxyapatite cement scaffolds with con-

trolled macroporosity: fabrication protocol and mechanical properties [J]. Biomaterials, 2003, 24 (5): 809 – 817.

[41] Rüdiger L., Rolf M. Desktop manufacturing of complex objects, prototypes and biomedical scaffolds by means of computer – assisted design combined with computer – guided 3D plotting of polymers and reactive oligomers [J]. Macromolecular Materials and Engineering, 2000, 282 (1): 17 – 21.

[42] Salgado A. J., Gomes M. E., Chou A., et al. Preliminary study on the adhesion and proliferation of human osteoblasts on starch – based scaffolds [J]. Materials Science and Engineering: C, 2002, 20 (1 – 2): 27 – 33.

[43] Tithi D. R., Joshua L. S., John L. R. Performance of hydroxyapatite bone repair scaffolds created via three – dimensional fabrication techniques [J]. Journal of Biomedical Materials Research Part A, 2003, 67A (4): 1228 – 1237.

[44] Taboas J. M., Maddox R. D., Krebsbach P. H. et al. Indirect solid free form fabrication of local and global porous, biomimetic and composite 3D polymer – ceramic scaffolds [J]. Biomaterials, 2003, 24 (1): 181 – 194.

[45] Manuela E. G., Vassilios I. S., Esfandiar B. Effect of flow perfusion on the osteogenic differentiation of bone marrow stromal cells cultured on starch – based three – dimensional scaffolds [J]. Journal of Biomedical Materials Research Part A, 2003, 67A (1): 87 – 95.

[46] Kawazoe N., Chen G. P., Tateishi T. Development of novel biomaterials for bone and cartilage tissue engineering [J]. Clinical calcium, 2008, 18 (12): 1713 – 1720.

[47] Yun H., Kim S., Hyun Y. Hierarchically Mesoporous – Macroporous Bioactive Glasses Scaffolds for Bone Tissue Regeneration [J]. Journal of Blomedical Materials Research Part B – Applied Blomaterials, 2008, 87B (2): 374 – 380.

[48] Kalita S. J., Bose S., Hosick H. L. et al. Development of controlled porosity polymer – ceramic composite scaffolds via fused deposition modeling [J]. Materials Science and Engineering, 2003, 23 (5): 611 – 620.

[49] Zein I., Hutmacher D. W., Tan K. C. Fused deposition modeling of novel scaffold architectures for tissue engineering applications [J]. Biomaterials, 2002, 23 (4): 1169 – 1185.

[50] Grida. I, Evans J. R. G. Extrusion freeforming of ceramics through fine nozzles [J]. Journal of the European Ceramic Society, 2003, 23 (5): 629 – 635.

[51] Tan K. H., Chua C. K., Leong K. F., et al. Scaffold development using selective laser sintering of polyetheretherketone – hydroxyapatite biocomposite blends [J]. Biomaterials, 2003, 24 (18): 3115 – 3123.

［52］ Wendy S. K., Carmen P., Michael J. C. Carbon dioxide extraction of residual chloroform from biodegradable polymers ［J］. Journal of Biomedical Materials Research, 2002, 63（5）：567－576.

［53］ Ang T. H., Sultana F. S. A., Hutmacher D. W., et al. Fabrication of 3D chitosan － hydroxyapatite scaffolds using a robotic dispensing system ［J］. Materials Science and Engineering：C, 2002, 20（1－2）：35－42.

［54］ Xiong Z, Yan Y. N., Zhang R. J., et al. Fabrication of porous poly（1－lactic acid）scaffolds for bone tissue engineering via precise extrusion ［J］. Scripta Materialia, 2001（45）：773－779.

［55］ Yan Y. N., Wu R. D., Zhang R. J., et al. Biomaterial forming research using RPtechnology ［J］. Rapid Prototyping Journal, 2003, 9（3）：142－149.

［56］ Keppel E. Approximating Complex Surfaces by Triangulation of Contour Lines ［J］. IBM Journal of Research and Development, 1975, 6（5）：2－11.

［57］ Fucks H., Kedem Z. M., Useleton S. P. Optimal Surface Reconstruction from Planar Contours ［J］. Communication of the ACM, 1977, 20（10）：693－702.

［58］ Cook L. T., Dwyer S. J., Batnizky S. A. Three Dmensional System for Diagnostic Imaging Applications ［J］. IEEE Computer, Graphics Applic, 1983, 3（5）：13－20.

［59］ Xu S. B., Lu W. X. Surface Reconstruction of 3D Objects in Computerised Tomograph ［J］. CGVIP, 1988, 44（3）：270－278.

［60］ Puntambeker N. V., Jablokow A. G., Sommer H. J. Unified Review of 3D Model Generation for Reverse Engineering ［J］. Computer Integrated Manufacture Systems, 1994, 7（4）：259－268.

［61］ Boissonnat J. D. Surface Reconstruction from Planar Cross Section ［J］. CGVIP, 1988, 44（1）：1－29.

［62］ 普雷帕拉塔, 沙莫斯. 计算几何导论 ［M］. 庄心谷译. 北京：科学出版社, 1991：126－139.

［63］ 周培德. 计算几何——算法分析与设计 ［M］. 北京：清华大学出版社, 2000：163－169.

［64］ 赵春芳, 王朝宏. 简易骨切片制作法 ［J］. 解剖学杂志, 1998, 21（1）：85－86.

［65］ 克拉克 G. 生物染色程序 ［M］. 陆怀南等译. 北京：科学出版社, 1985：121－135.

［66］ 贾永红. 计算机图像处理与分析 ［M］. 武汉：武汉大学出版社, 2001：140－161.

［67］朱长青，杨绪华，邱振戈．数字图像区域周长计算的原理和方法［J］．测绘工程，1999，8（2）：29－33.

［68］Kenneth R. Castleman. 数字图像处理［M］．朱志刚等译．北京：电子工业出版社，2002：402－414.

［69］李德源，陈海斌，刘占芳．直接法与统计法测试松质骨孔隙率的比较研究［J］．第三军医大学学报，2001，23（2）：190－192.

［70］Kate Deisseroth，Harry Hogan. Three dimensional modeling and analysis of haversian systems in coMPact bone tissue［A］. Proceedings of the 1995 Fourteenth Southern Biomedical Engineering Conference，NY：IEEE，1995：107－110.

［71］上海瑞邦生物材料有限公司，http：//www. rebone. com.

［72］王健，吴惠联，韩金祥．高效的骨诱导生长因子——成骨蛋白－1［J］．生物化学与生物物理进展，1999，26（3）：205－208.